ウルトラ図解

オールカラー
家庭の医学

うつ病

正しい理解と適切な治療で元気を取り戻す

監修 野村 総一郎
日本うつ病センター・
六番町メンタルクリニック名誉院長

法研

はじめに ～〝うつ〟を克服し、笑顔を取り戻すために～

近年、うつ病の患者数が増えています。その背景には、うつ病という病気が頻繁にメディア等で取り上げられるようになり、「もしや自分もうつ病では？」と疑って、精神科や心療内科を受診する人が増えていることがあります。

ひと昔前は精神科や心療内科というと、「特殊な病気の人が行くところ」などといったネガティブなイメージしかありませんでした。しかし、近年はそのような偏見は少なくなり、メンタルヘルスの重要性が広く認知されるようになりました。結果、精神科や心療内科を受診することへの抵抗が薄くなり、うつ病を疑って受診する人や、うつ病と診断される人が増えたわけですが、一方で、「自分がうつ病になるわけがない」「うつは病気ではない、気の持ちようだ」などと考えて、受診を躊躇《ちゅうちょ》する人が少なからずいるのも事実です。

うつ病は、いつ誰がかかってもおかしくない一般的かつ人間的な病気です。どうしようもなく気分が落ち込むことは誰にでもあるものですが、それが非常に強く、長引く場合は、うつ病かもしれません。うつ病の抑うつは、日常的に経験する憂うつな気分とは質も量も大きく違います。会社に行けない、眠れない、食事もできない、生きていてもしかたないと考えるようになる。このような状態が長く続くのは、単なる気分の落ち込みではありません。本人は怠けているわけではありませんし、心が弱いわけでもありません。気の持ちようで何とかなるものではないのです。

うつ病のつらい症状は、適切な治療を受けることでやわらげることができます。まずは受診し、診断を受けることがうつ病克服の第一歩です。そして、前向きに治療に取り組むためには、病気への理解を深め、病気と正しく向き合うことが大切です。その人にとって最適な治療法を見つけるまでには時間を要することもあります。また、再発を予防するためには、症状がよくなってもある程度の期間、治療を続ける必要があります。そのことをきちんと理解し、根気よく治療を施せば、笑顔を取り戻すことができるのです。

つらい抑うつ症状がうつ病によるものなのかどうか悩んでいる方や、現在の治療に疑問を感じている患者さんに、本書を参考にうつ病への理解を深めていただければ幸いです。

野村　総一郎

平成27年6月

第1章 気分の落ち込みは、なぜ起こる？　11

第2章
これが、うつ病の正体 31

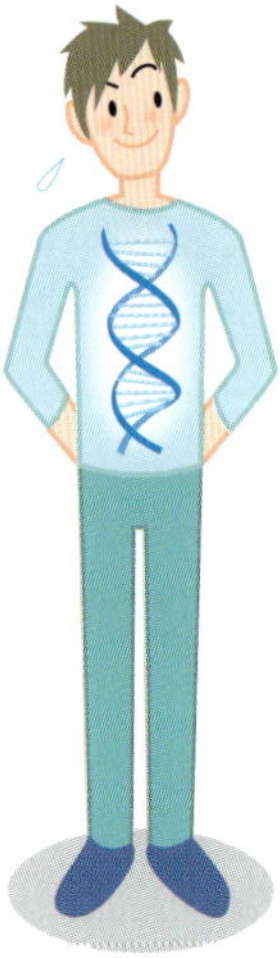

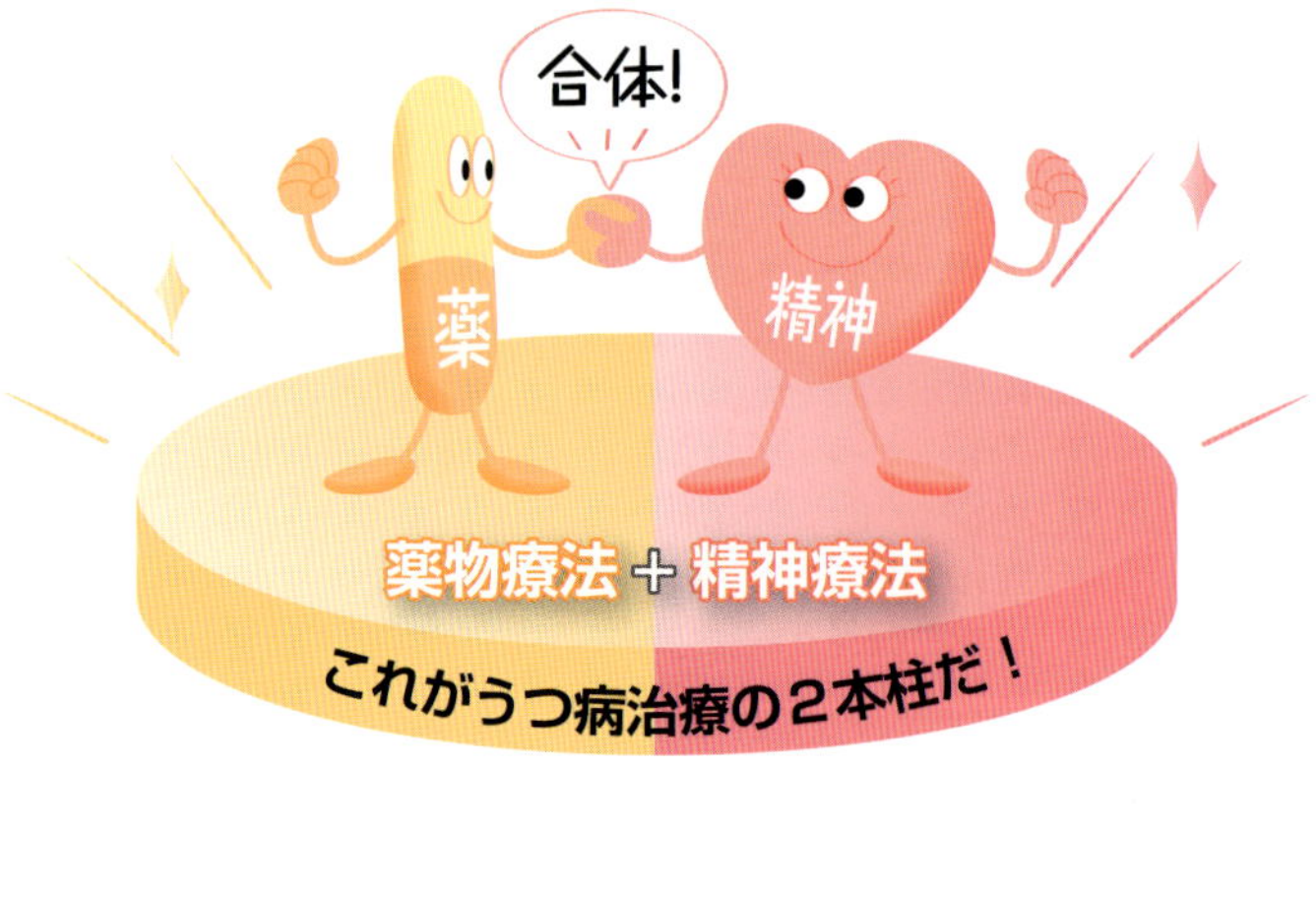

合体!
薬
精神
薬物療法＋精神療法
これがうつ病治療の２本柱だ！

第4章 うつ病の再発を予防する 143

【装丁・本文デザイン】㈱イオック
【図解デザイン・イラスト】コミックスパイラる／㈱イオック
【編集協力】アーバンサンタクリエイティブ／榎本 和子

第1章

気分の落ち込みは、なぜ起こる?

うつ病の典型的な症状でもある〝気分の落ち込み〟は、なぜ起こるのでしょうか？　本章では、その引き金となるストレスの正体を明らかにするとともに、〝心〟と〝からだ〟を司る脳の働きに迫ります。

何かストレスを受けましたか？

日常生活にはストレスの種がたくさんある

「憂うつで何をする気も起きない」。うつ病の典型的な症状の1つです。しかし、こうした気分の落ち込みは、誰もが経験しているのではないでしょうか？

現代社会はストレス社会ともいわれ、私たちは日々、さまざまなストレスにさらされています。そして、そのストレスをきっかけに気分が落ち込んだり、やる気を失ってしまうことがあります。

厚生労働省の『国民生活基礎調査（平成25年）』によると、日常生活において悩みやストレスがあると答えた人（12歳以上の者）は48・1％。実に日本人の2人に1人が、日頃何らかのストレスを感じているという結果でした。では、残りの人にはまったくストレスがないのかというと、そうではありません。

怒りや悲しみ、不安など、負の感情をともなう出来事が起こったときは、誰しもストレスを感じることでしょう。しかし、嫌なことやつらいことだけがストレスの種ではありません。結婚や出産、昇進や進学など、喜ばしい出来事もストレスの種になることがあるのです。

そもそもストレスとは、心身に加わった刺激や変化に対して、心身が適応しようとする状態のことをいいます。結婚はおめでたい出来事ですが、人生に大きな変化をもたらします。電車に乗り遅れた、雨が降ったなどといった些細《ささい》な出来事も、とくに意識はしなくとも変化には違いありません。

このように考えると、日常生活は刺激や変化の連続。実は知らず知らずのうちにストレスにさらされているということです。

さまざまなストレスにさらされている現代社会

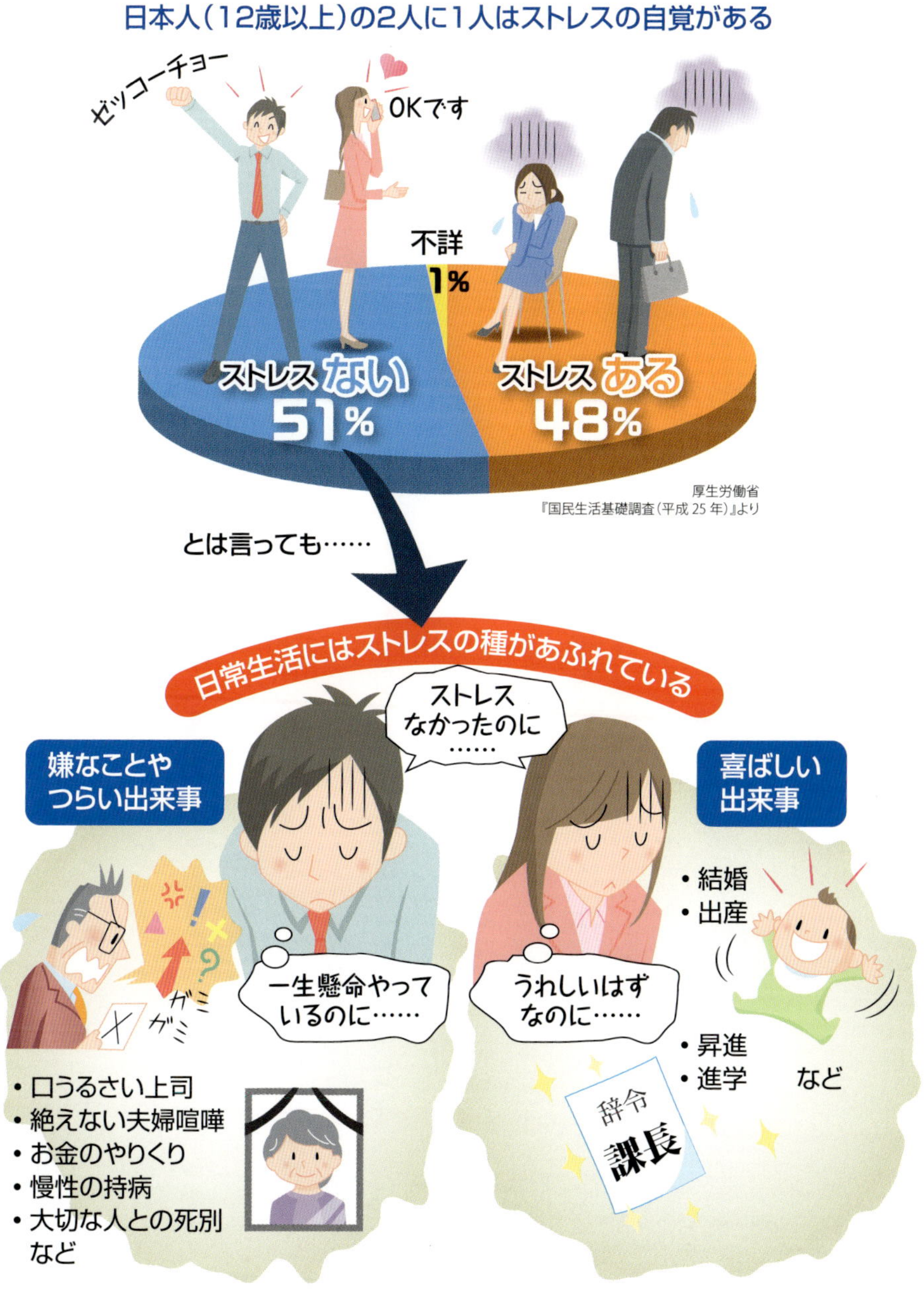

心を動かすストレッサー

私たちは生きている限り、ストレスを避けて通ることはできません。そこで、ストレスを理解するために、少し専門的な話をしましょう。

「ストレス」という言葉は、もともと物理学の分野で使われていた用語です。物体に外側から圧力がかけられたときに、その圧力によって物体に歪《ゆが》みが生じた状態を「ストレス反応」といいます。そして、物体に歪みを生じさせる圧力のことを「ストレッサー」といいます。この概念を医学や心理学の分野に持ち込み、心身に影響を及ぼす刺激や変化をストレッサー、ストレッサーによって心身に変調を来した状態をストレス反応と表すようになりました。

私たちの身の周りでは、あらゆるものがストレッサーになります。専門的には、「物理的ストレッサー」「化学的ストレッサー」「生理的ストレッサー」「精神的ストレッサー」の4つに大別されますが、なかでももっとも心にストレス反応が出やすいのは精神的ストレッサーだといわれています。

精神的ストレッサーはさらに3つに分類されます。1つ目が人生の転機となるような大きな出来事、「ライフイベント」です。家族との死別や離婚、リストラなど、誰にとってもマイナスの出来事はストレッサーになりますが、物事の受け取り方は人によって違うため、結婚や出産、昇進などがストレッサーになることもあります。2つ目の「日常の苛立ちごと」は、いずれも些細なことですが、イライラを募らせ、ストレッサーになります。

そして、もっとも心の健康を脅かすとされているのが、3つ目の「慢性ストレッサー」です。職場の人間関係や慢性の持病など、「これくらいは我慢できる」といった軽いストレッサーでも、日常的に長く続くものは、結果として大きなストレスになります。

ストレスの原因「ストレッサー」とは

物体に外側から圧力がかけられたときに、その圧力によって物体に歪みが生じた状態を「ストレス反応」、物体に歪みを生じさせる圧力のことを「ストレッサー」という

例 ボールに例えると…

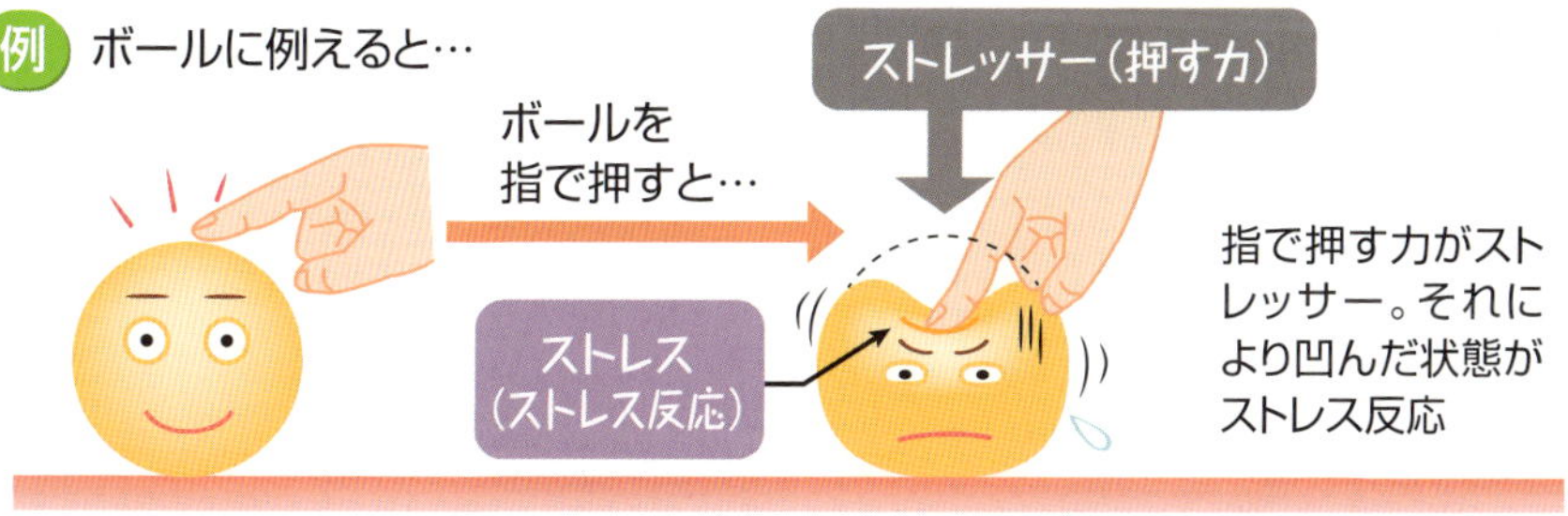
ストレッサー（押す力）
ボールを
指で押すと…
ストレス
（ストレス反応）
指で押す力がストレッサー。それにより凹んだ状態がストレス反応

ストレッサーの分類

物理的ストレッサー	温度や光、音などの環境刺激
化学的ストレッサー	薬害、公害、酸素の欠乏・過剰、一酸化炭素など
生理的ストレッサー	病気やけが、体調不良など
精神的ストレッサー	人間関係の問題、仕事上の問題、家族の問題、不安や悲しみ、怒り、緊張など

精神的ストレッサーの3タイプ

ライフイベント	日常の苛立ちごと	慢性ストレッサー
結婚、離婚、転職、転居、リストラ、昇進、異動、家族やペットとの死別など	満員電車、交通渋滞、近所づきあい、職場づきあいなど	日々続く超過勤務、孤独な介護、騒音など物理的な刺激が続くなかでの生活など

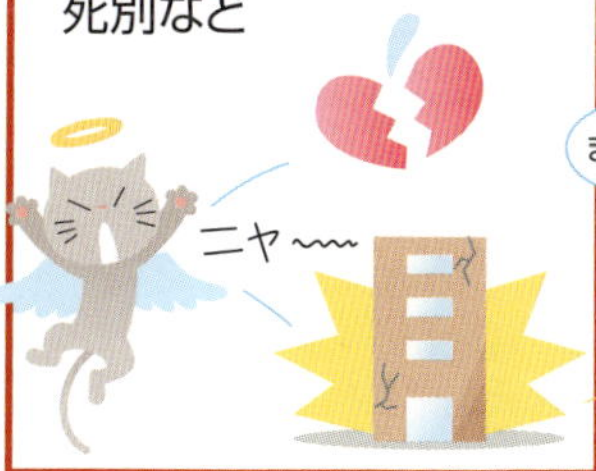
ニャ～～

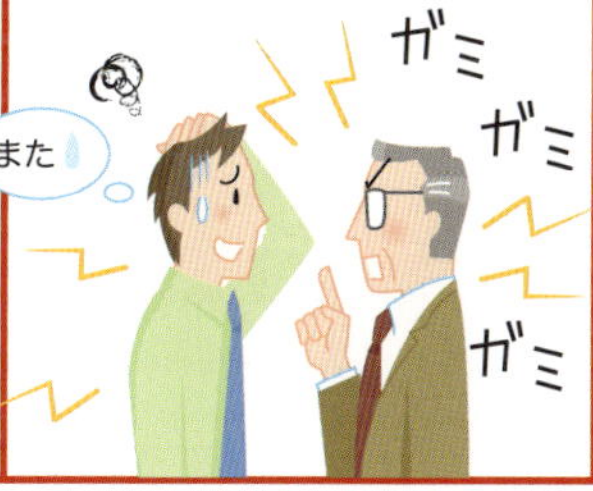
また
ガミ
ガミ
ガミ

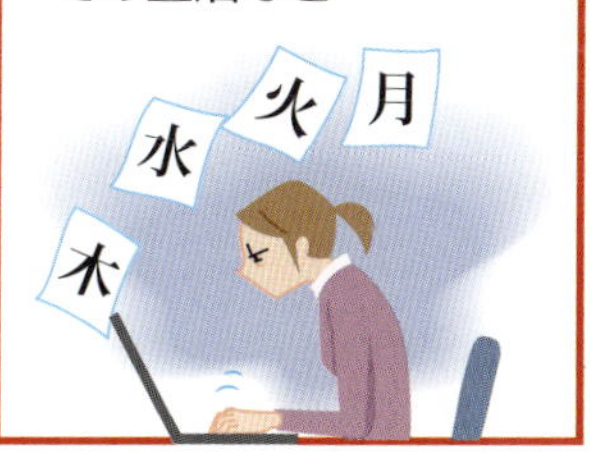
火
月
水
木

受け入れたいストレスと避けたいストレス

私たちの身の周りにはストレスがあふれていますが、すべてが悪者というわけではありません。ストレスとは本来、刺激や変化に対する反応ですから、悪い反応もあれば、良い反応もあるのです。

やる気や達成感、喜びや自信につながる刺激や変化は、「良いストレス」です。逆に、心やからだが苦しくなったり、やる気がなくなったり、嫌な気分になったりするような刺激や変化は「悪いストレス」です。

また、ストレスはその分量から「過少ストレス」「適量ストレス」「過剰ストレス」の3つに分けることもできます。例えば、1日に10の仕事をこなしている人が、12の仕事を与えられたとします。その人にとってプラス2の仕事はストレスになりますが、見事クリアした後には、心地よい疲労感と大きな達成感を感じることができるでしょう。プラス2の仕事はその人にとって適量ストレスであり、受け入れたいストレスということです。

では、同じ人がいきなり20の仕事を与えられたらどうでしょう。寝る間を惜しんで頑張っても達成できなければ、大きな挫折感を味わうでしょう。達成できたとしても、重度の疲労感が残ります。プラス10の仕事はあきらかに過剰ストレスであり、避けたいストレスです。

一方で、ストレスが少なすぎる「過少ストレス」にも問題があります。何の刺激も変化もない毎日では、挫折感を味わうことはありませんが、達成感を味わうこともありません。生きがいを見失ったり、空虚感を感じたりして、悪いストレスになることもあります。

人生を豊かにするためには良いストレスと適量ストレスが必要不可欠です。しかし、悪いストレスや過剰ストレスはできるだけ少なくして、何とか対処していくことが重要になります。

ストレス反応は「質」と「量」で違いがわかる

質

良いストレス

良いストレス反応につながる刺激や変化

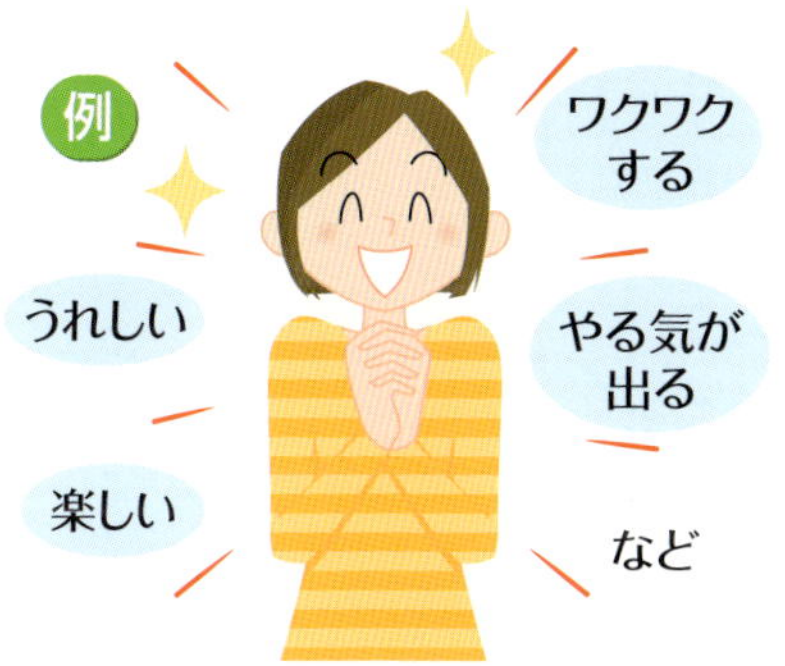

悪いストレス

悪いストレス反応につながる刺激や変化

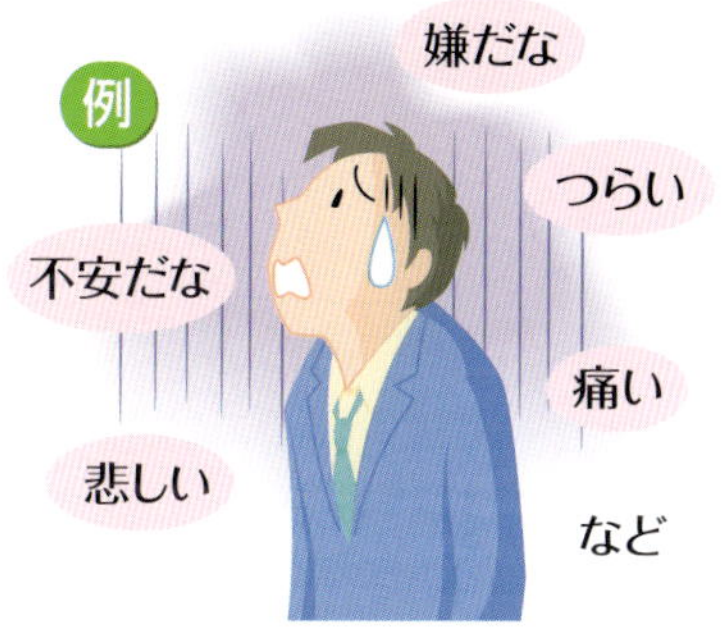

量

ストレスは多すぎても少なすぎても生産性が落ちる

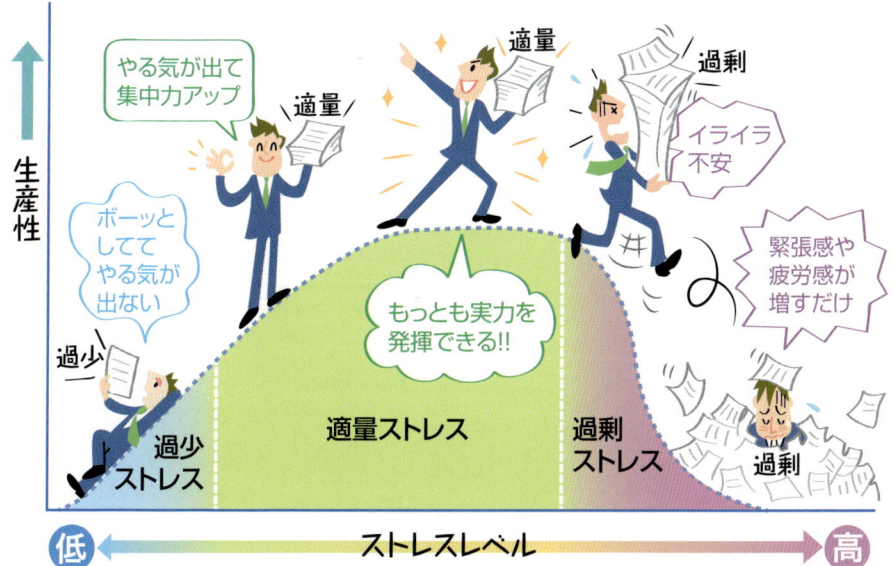

ストレスが長引けば、心の安定が崩れる

悪いストレスや過剰ストレスが長引くと、心にはどのような反応が起こってくるのでしょうか？

ストレスを受けたときの心身のストレス反応は、3つの時期に分けることができます。まず第1段階は「警告反応期」といい、ストレスに対して緊急反応する時期です。この時期には、ストレスに直面してショックを受けている「ショック相」と、ショックから立ち上がろうとしている「反ショック相」があります。具体的な症状としては、疲労感や肩こり、イライラ、ミスや事故などが多くなります。

ストレスが続くと第2段階の「抵抗期」に入ります。この時期には、持続するストレスとストレスに対する抵抗力が一定のバランスをとり、安定した状態になります。疲労感が興奮に変わり、仕事をバリバリこなすなど心身の活動は活発になりますが、休息とのバランスが崩れやすくなります。ただ、ストレスに抵抗し続けるためにはエネルギーが必要です。このエネルギーを「適応エネルギー」といいますが、ストレスがさらに持続して適応エネルギーを使い果たすと、抵抗力が徐々に低下し、第3段階の「疲弊《ひへい》期」に入ってしまいます。

疲弊期になると、ストレスとストレスに対する抵抗力のバランスが崩れ、第1段階のショック相に似た兆候を示します。ストレスに適応できなくなるということです。症状はさらに深刻で、気分が深く落ち込み、何をするのも億劫《おっくう》になり、集中力の低下や物忘れがひどくなります。いわゆる「抑うつ状態」*です。

疲弊期に入る前にストレスが解消されれば、心身は健康な状態に戻ることができます。しかし、ストレスが長引き、疲弊期の状態が続くと、ストレス性潰瘍などの心身症やうつ病など心の病気を発症することがあります。

用語解説 抑うつ　うつ病の典型的な症状の１つで、「気分が落ち込んでいる」「憂うつだ」などと表現される症状のこと。「抑うつ気分」、「抑うつ状態」といわれることもある。

ストレス反応は3つの時期に分けられる

第1段階

警告反応期

ストレスを受けたときに最初に示す反応の時期。ショック相と反ショック相がある

ショック相

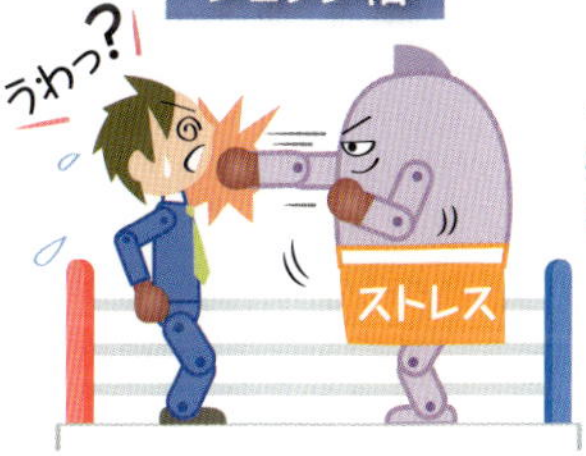

ストレスに直面した直後の反応、まだストレスに適応できていない段階

イライラ、肩こり、疲労感、ミスや事故が多くなる

→

反ショック相

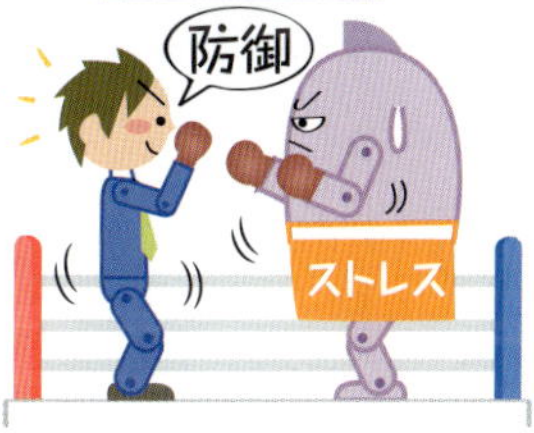

抵抗力が現れてくる。からだがストレスに抵抗して防御体制をとろうとする。体温、血圧、血糖値の上昇、筋肉や神経系の活動も活発になり、抵抗期へ…

第2段階

抵抗期

からだがストレスに対して抵抗を続けている時期

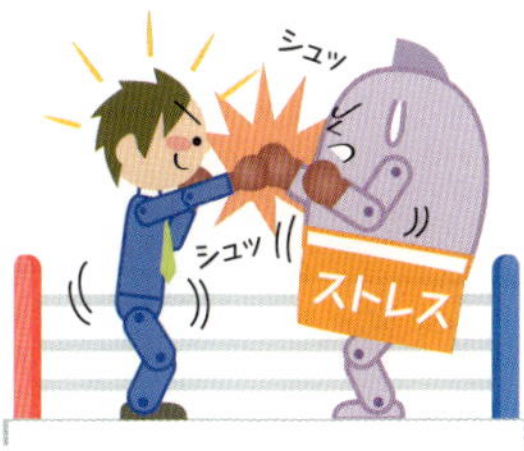

疲労感が興奮に変わり、活動的になる

ただし

→

抵抗し続けるためには適応エネルギーが必要

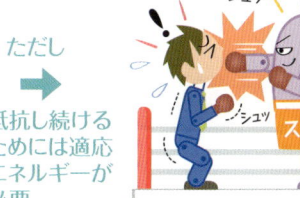

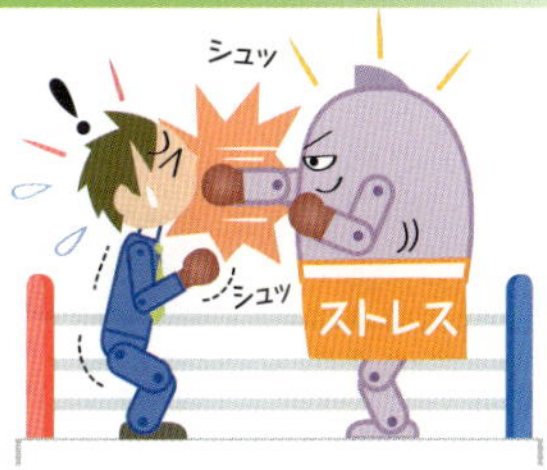

エネルギーを使い果たすと、抵抗力は徐々に低下、疲弊期へ移行する

第3段階

疲弊期

ストレスに対する抵抗のバランスが崩れる時期

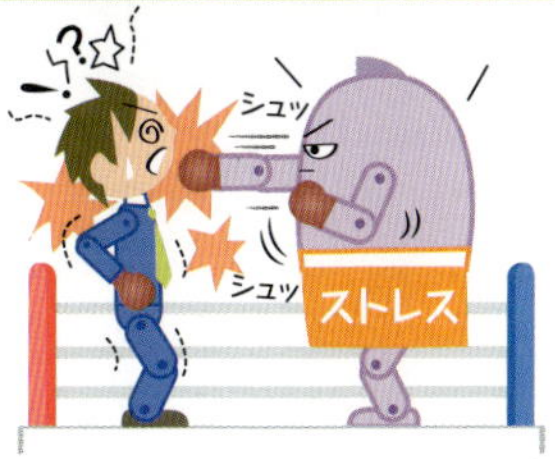

ストレスに対する抵抗力が失われ、再びショック相に似た兆候を示す

やがて

→

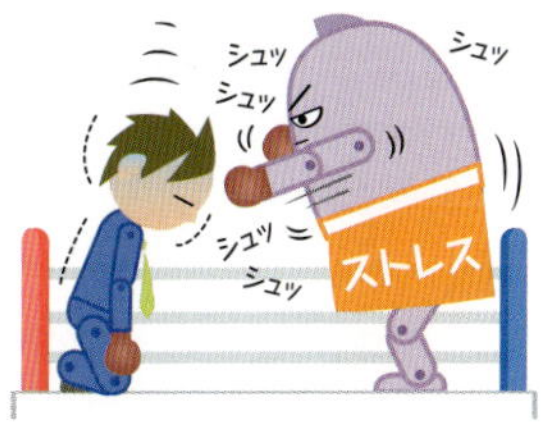

体温や血圧、血糖値などが低下し、心身の機能が衰える

やがて、抑うつ状態へ!!

心の判断は脳が決めている

脳が司るからだと心の動き

では、私たちが感じる「気分」は、「心の持ちよう」でコントロールできるのでしょうか?

実は、気分は「脳」でコントロールされています。私たちは様々な感情を持って生きていますが、快感・不快感などの情動をうみ出しているのは、脳の「大脳辺縁系」や「視床下部《ししょうかぶ》」です。一方、喜びや悲しみなどの感情は、「前頭葉《ぜんとうよう》」がコントロールしています。これらの部位に支障を来すと、無関心になったり、意欲がなくなったりと、感情が乏しくなってしまうのです。うつ病の患者さんでは、大脳辺縁系や視床下部、前頭葉の働きに何らかのトラブルが生じていると考えられています。

一方で、視床下部はストレスとも関係の深い部位です。視床下部はあらゆるストレスをキャッチして、その情報を自律神経系や内分泌系に伝えます。視床下部から指令を受けた自律神経系*は、体温や血圧、心拍数などを調節します。また、内分泌系は、痛みや不安、緊張をやわらげたり、代謝活動や免疫を活性化させるホルモンを分泌します。

このように、通常はストレスがあっても、ある程度は心もからだもそれに適応することができます。しかし、ストレスが過剰になったり、長引いたりすると、自律神経系や内分泌系のバランスが崩れ、心身に変調を来すのです。また、強いストレスで視床下部の機能が阻害されることも、抑うつ症状につながります。

忙しくても元気にみえた人が、ある日、突然うつ病や心身症を発症することがあります。本人は頑張っているつもりでも、脳はストレスをキャッチして、心とからだにSOSを出しているのです。

用語解説　自律神経　自分の意思とは関係なく、からだの機能をコントロールしている神経のこと。促進に働く交感神経と、抑制に働く副交感神経からなる。

「感情」は脳でコントロールされている

私たちの心とからだは「脳」でコントロールされている

1 キャッチした情報は脳で整理される

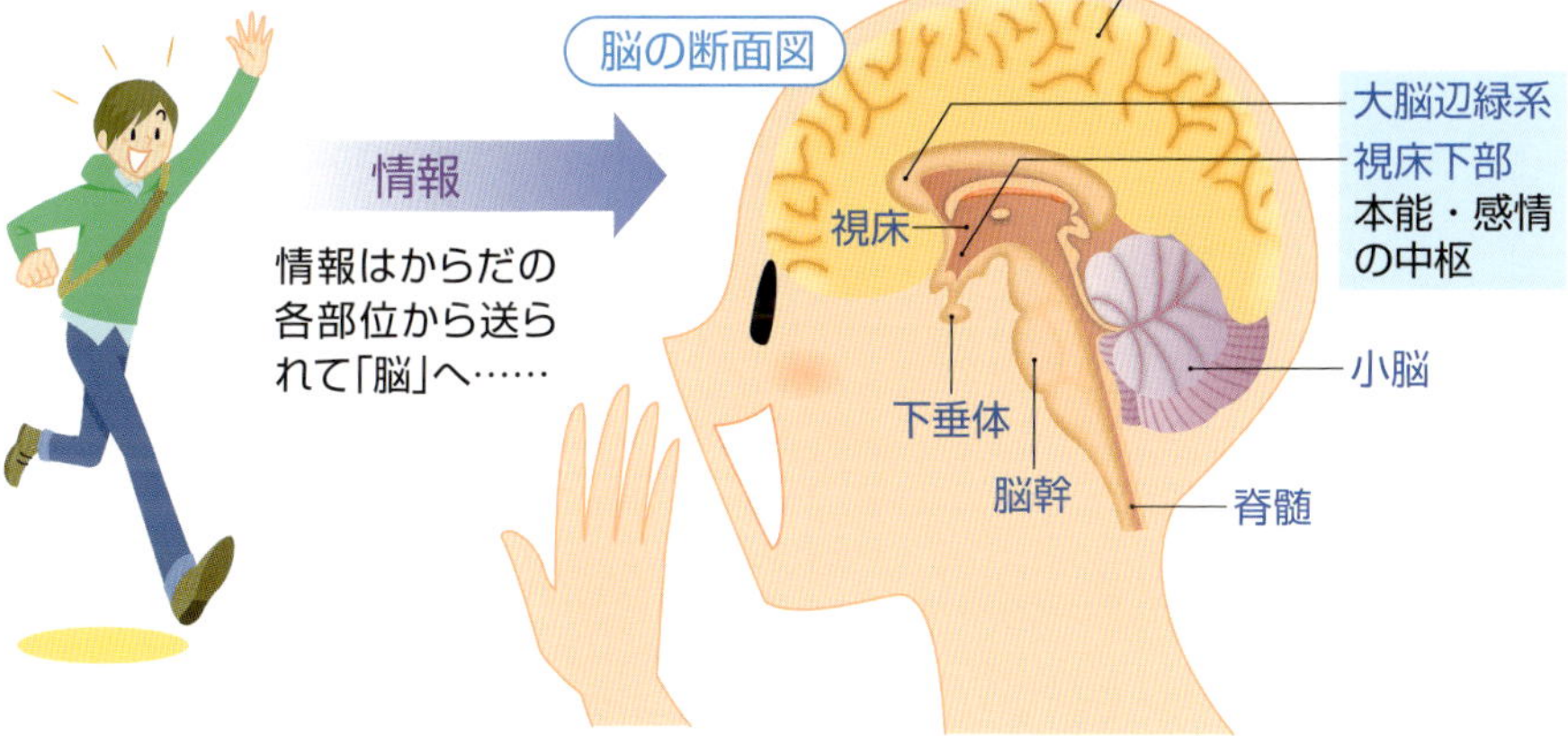

2 送られてきた情報は各々の領域で整理される

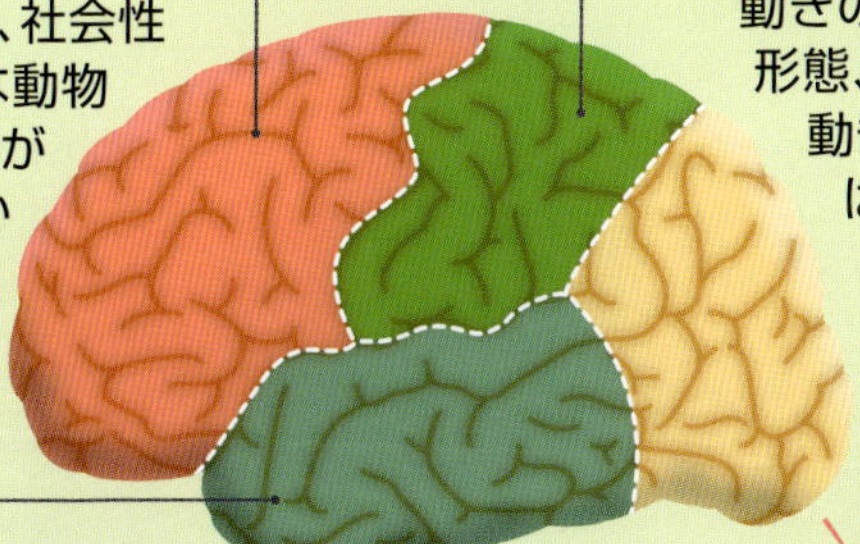

前頭葉

思考、判断、創造性、社会性などを司る。高度な動物の脳ほど、この部分が発達していることから、「人間らしさの源」とも呼ばれる

頭頂葉

動きの情報や三次元的な形態、空間の認識を司る。動きや空間の認識処理は、スポーツや手仕事にはとても重要

側頭葉

色や形の判断と記憶を処理。芸術活動には、とても大切

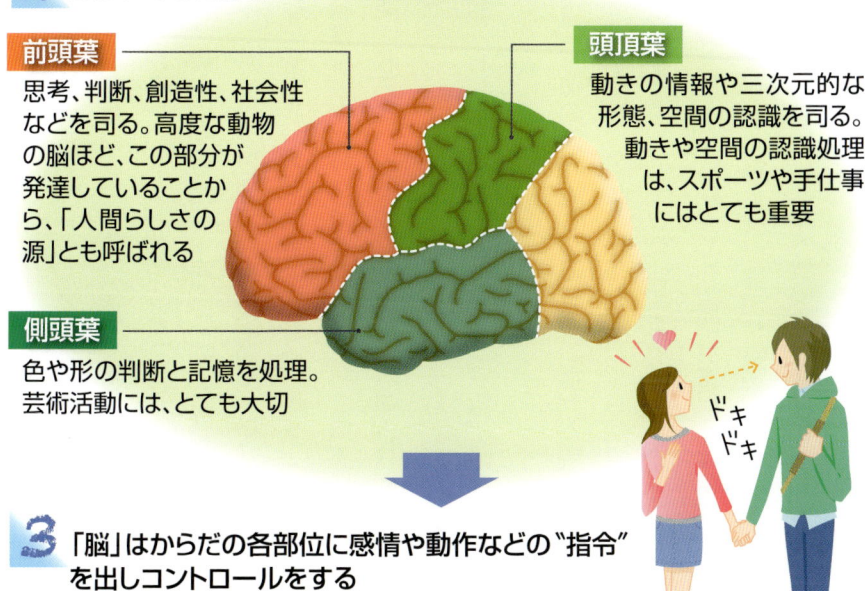

3 「脳」はからだの各部位に感情や動作などの"指令"を出しコントロールをする

心がもたらす抑うつ、からだがもたらす抑うつ

抑うつの多くは、人間関係のトラブルや大切な人との死別など、心理的ストレスが原因、または誘因となってもたらされます。嫌な気分、悲しい気持ち、つらい思いなど、心がもたらす抑うつです。軽い抑うつ気分であれば、原因が解決するか、時間が経てば、自然に抑うつもなくなるでしょう。しかし、ストレスが長引き、抑うつ症状がひどくなる場合は、うつ病など心の病気が疑われるので注意が必要です。

一方で、心とは直接的な関係がうすいのに生じる抑うつもあります。脳の神経伝達物質*に変化が生じて起こる抑うつです。うつ病の患者さんの脳内には、何らかの機能不調がみられることがわかっており、きっかけは心がもたらす抑うつ同様、何らかの精神的ストレスであることが多いのですが、とくにストレスが思い当たらなくても抑うつ状態に陥ることもあります。この場合、ストレスがなくなっても抑うつ状態が続くため、薬による治療が必要になります。

また、からだの病気が抑うつをもたらすこともあります。抑うつをもたらす病気には、脳腫瘍や脳炎、脳卒中、パーキンソン病など脳の病気、甲状腺機能亢進症・低下症、糖尿病など内分泌の病気、がんや心筋梗塞などが挙げられます。これらの病気は、脳の機能に悪影響を及ぼすだけでなく、痛みなどの自覚症状のつらさ、治療や病状への不安などからくる精神的ストレスも加わって、抑うつ状態に陥ることが少なくありません。

さらに、薬の副作用として抑うつ症状が現れる場合や、違法薬物、アルコールなどの依存症で抑うつ症状を引き起こすこともあります。

抑うつとひと口にいっても、原因はさまざまです。抑うつ状態が続く場合は、適切な治療が必要です。その治療法は原因によって違ってきますから、まずは専門医を受診することが大切です。

用語解説　神経伝達物質　脳の神経細胞が情報を伝達するために放出する物質のこと。うつ病では、この神経伝達物質に何らかの異変が起きていると考えられている。

「抑うつ」をもたらす原因はさまざま

抑うつの原因は、心がもたらすものと、からだがもたらすものがある

心がもたらす抑うつ

心理的ストレス

「つらい」「嫌な気分」「悲しみ」などの人間関係のトラブルや出来事がもたらすもの

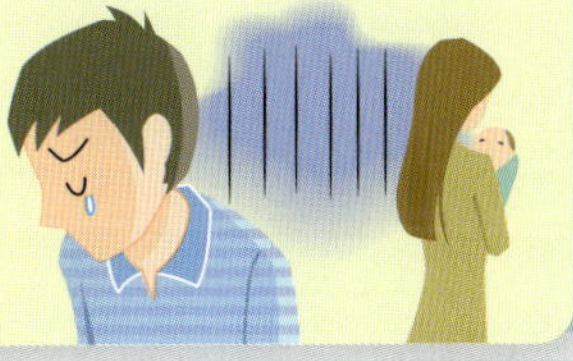

からだがもたらす抑うつ

神経伝達物質の異常

脳の神経伝達物質の異常によるもの（74頁）

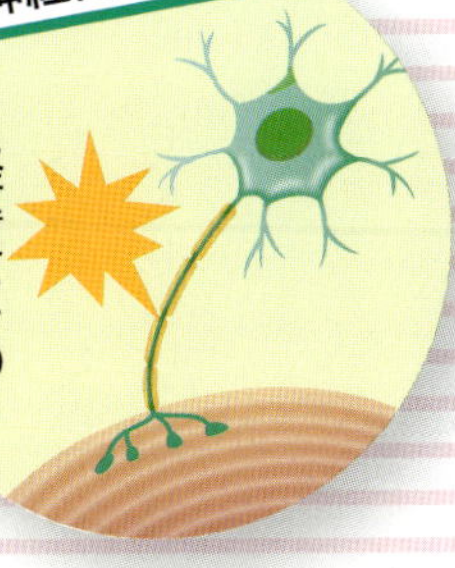

からだの病気

脳腫瘍や脳炎、脳卒中など脳の病気、甲状腺機能亢進症・低下症、糖尿病など内分泌の病気、がんや心筋梗塞など

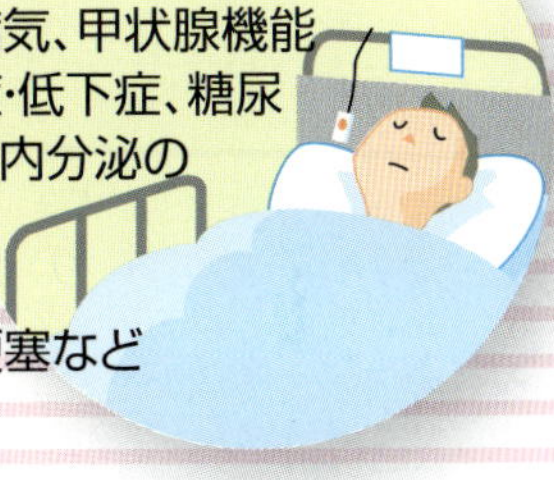

薬の副作用

薬の副作用による脳への影響

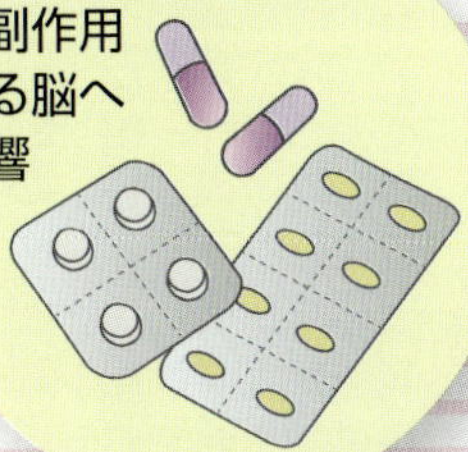

依存症

アルコールや違法薬物への依存症がもたらすもの

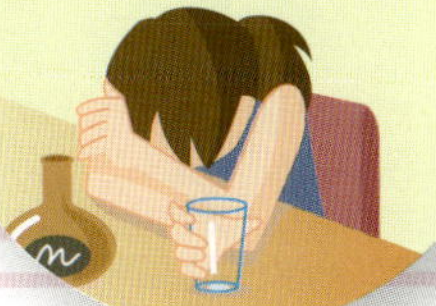

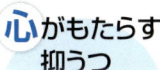

治療が必要な「気分の落ち込み」がある

憂うつな毎日を我慢している人が多い

ここまで述べてきたように、私たちはさまざまな原因によって気分の落ち込みを経験しています。ただ、多くの場合は、ストレスとなる問題が解決したり、時間が経過したりすることで、憂うつな気分から立ち直ることができます。

また、多くの場合、憂うつな気分に陥らないために、あるいは憂うつな気分から早く立ち直るためには、十分な休養をとり、ストレスを上手に解消するよう努めることも必要です。

しかし中には、そういった「多くの場合」に当てはまらないケースもあります。ストレスとなる問題はとっくに解決しているのに気分の落ち込みが続いている。時間の経過とともに気分が晴れてくるどころか、悪化していく。それでも、「みんなが乗り越えているのだから、自分も乗り越えられるはずだ」、「こんなことで落ち込むのは、自分の心が弱いせいだ」などと言い聞かせて、憂うつな毎日を何週間も何ヵ月も我慢している。実は、そんな人が少なくありません。

気分の落ち込みが長く続く、ひどくなるといった場合は、「心の病気」を疑ってみる必要があります。心の病気は単なる休養やストレスの解消では解決できず、そこには専門家による治療が必要だからです。

ただ、気分の落ち込み＝うつ病だととらえられがちですが、気分の落ち込み、すなわち「抑うつ」という症状をもたらす心の病気は、いわゆるうつ病以外にもたくさんあります。それぞれ経過や治療法が違ってくるので、まずは、抑うつをもたらす病気の正体を知ることが大切です。

憂うつな毎日を我慢していませんか？

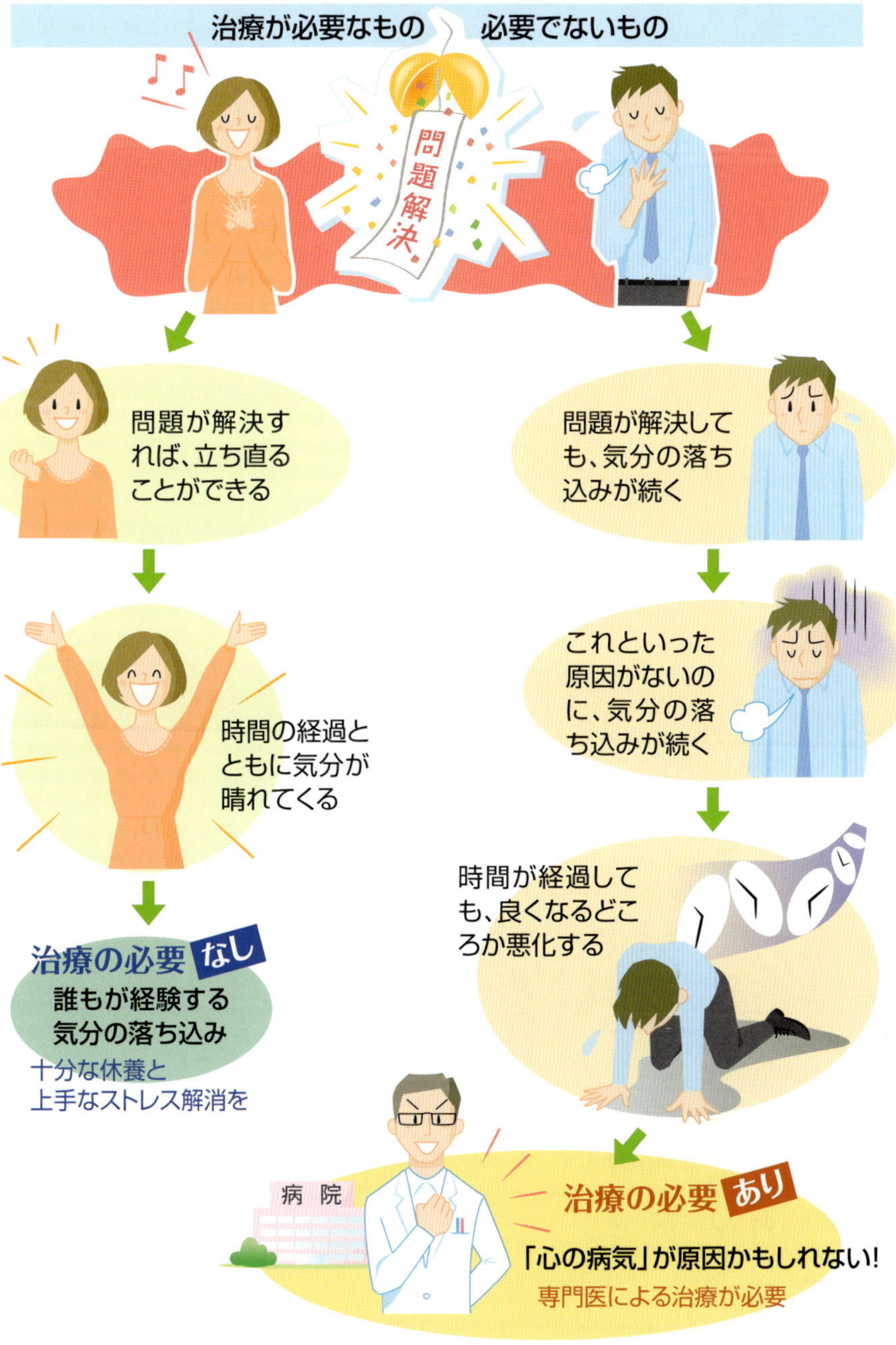

抑うつという症状を分類してみると

うつ病をはじめとする心の病気には、さまざまなタイプがあり、細かく分類されています。精神的な症状を分類する方法はいくつかありますが、現在、世界的にもっとも広く用いられているのは、アメリカ精神医学会が作成している『DSM』*というマニュアルです。2013年に現在の第5版『DSM-5』が公開されました。本書では基本的に『DSM-5』に沿ってうつ病を解説していきます。

『DSM-5』では、心の病気をその特徴的な症状からグループ分けしており、うつ病は「抑うつ障害群」というグループに分類されています。このグループには、「抑うつ」、あるいは些細なことで怒りをあらわにする「易怒《いど》的な気分」、不眠や食欲減退など「身体的な症状」、「症状が日々の生活に重大な影響を及ぼす」などが含まれています。そのなかで、症状の特色や持続時間、推定される病因などによって、各病気を区別しています。

うつ病の診断基準には「抑うつエピソード」といって、「抑うつが2週間以上続く」など、いくつかの特徴的な症状が示されています。抑うつ障害群のなかでも、抑うつエピソードに当てはまる状態がみられれば、うつ病と考えられます。

同じ抑うつがあっても、それが2年以上続く場合は「気分変調症」、女性で抑うつが月経前にだけ現れるものは「月経前不快気分障害」といいます。違法薬物やアルコール、医薬品、甲状腺の病気や脳の病気など、抑うつの原因が明らかなものも、うつ病とは区別されます。

なお、第4版の『DSM-Ⅳ』では、「双極性障害（躁《そう》うつ病）」とうつ病は、「気分障害」という同じグループに分類されていましたが、『DSM-5』では「気分障害」という概念は廃止され、うつ病と躁うつ病はまったく別の病気として扱われています。

用語解説　DSM　「Diagnostic and Statistical Manual of Mental Disorders」の略。第5版の日本語題名は『精神疾患の診断・統計マニュアル』。

うつ病だけじゃない！　抑うつをもたらす心の病気

抑うつ障害群

うつ病（大うつ病）

いわゆる「うつ病」。「抑うつエピソード」というい くつかの特徴的な症状に当てはまるものがうつ病と診断される

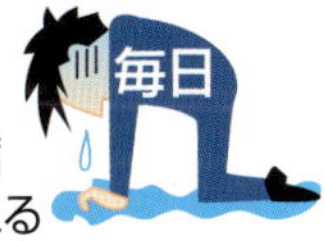

物質・医薬品誘発性抑うつ障害

違法薬物やアルコールの依存症、睡眠薬や鎮静薬、ステロイド薬などの医薬品が原因で起こる抑うつ

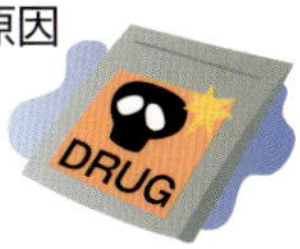

気分変調症（持続性抑うつ障害）

2年以上にわたって、抑うつエピソードほどではない抑うつ気分が続いている

他の医学的疾患による抑うつ障害

甲状腺機能亢進症・低下症、クッシング病、脳卒中、パーキンソン病など、からだの病気が原因で起こる抑うつ

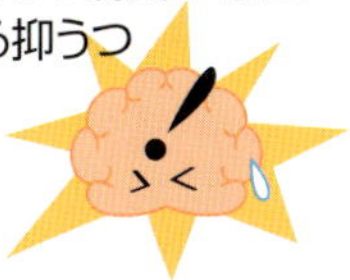

月経前不快気分障害

月経が始まる前にイライラ、抑うつ気分、著しい情緒不安定などが現れ、月経が終わると症状が消える

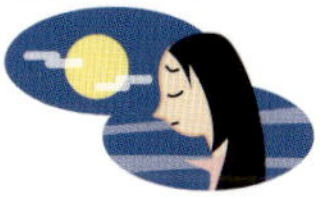

他の特定される抑うつ障害、特定不能の抑うつ障害

2週間に満たない抑うつエピソード、抑うつが生活に支障を来しているのは確かだが、他の抑うつ障害のどれにも当てはまらないものなど

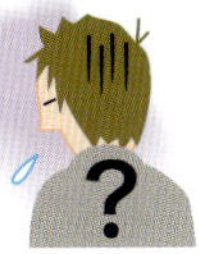

column

双極性障害

双極性障害とは、強い抑うつをともなう「うつ状態」と、極端に活動的でハイテンションになる「躁状態」を交互にくり返すものをいいます。かつては「躁うつ病」と呼ばれていましたが、最近は、2つの極の間を揺れ動くという意味から、「双極性障害」という病名が使われています。

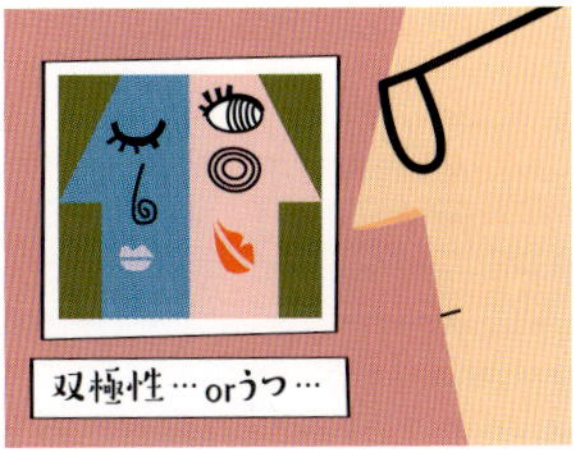

双極性障害とうつ病には抑うつという共通の症状がみられるため、診断が難しいのですが、2つの病気は経過も効果的な治療薬も異なります。双極性障害であるのにうつ病の治療を続けていると、効果が上がらないだけでなく、病状が悪化することがあります。そのため、両者をしっかり見極め、確実な診断をつけることが重要です。

進化するうつ病の概念

前項では、最新の診断基準である『DSM-5』にのっとって抑うつをもたらす病気の分類を説明してきました。しかし、うつ病の研究は時代とともに進展し、現在も新しい研究や見解が積み重ねられています。そのため、うつ病の概念や分類、診断基準は今後も変わる可能性があります。次章からは、うつ病について今わかっていることを明らかにするとともに、最新治療を紹介していきますが、その前に、うつ病の概念の変遷をふり返ってみましょう。

うつ病の原因は、まだ完全には解明されていませんが、現在はうつ病の患者さんの脳には何らかの機能的な不調があることがわかっています。しかし、今でも一般の人のなかには、うつ病のことを「気持ちの持ちようだ」とか「精神面が弱い」などと誤解している人が少なくありません。「今どき、そんな考え方は古いだろう」とおっしゃる人ももちろんいるでしょうが、実はさらに大昔、うつ病は驚くような解釈をされていました。

紀元前4世紀。抑うつ状態は「からだに黒い胆汁(肝臓でつくられる消化液)がたまること」が原因だとされていました。意味がわかりませんが、そう信じられていた時代があったのです。その後、抑うつなど精神的な問題は「悪魔の仕業《しわざ》」などといわれていた時代もありました。

19世紀末になって、ようやく近代精神医学の父・クレペリン*によって「精神的な問題は病気」だと位置づけられます。ただ、クレペリンは体質(遺伝的素因)を重視すべきだとする一方で、精神的な病気を心理的な側面から理解・分類しようとする考え方もあり、うつ病の概念は混沌としていました。

1960年代以降、抑うつを改善する抗うつ薬が相次いで発見され、これをきっかけにうつ病の病態研究が一気に進みます。うつ病発症の背景には、脳内の機能的な不調(内因)、性格や心理的なストレ

用語解説 クレペリン　ドイツの精神医学者(1856～1926)。精神病の系統的分類の基本体系をつくった。

うつ病の概念の変遷

紀元前4世紀〜

・医学の父·ヒポクラテスは、原因不明の抑うつは「からだに黒い胆汁がたまって起こる」とした
・精神的な問題は「悪魔の仕業」だと信じられていた

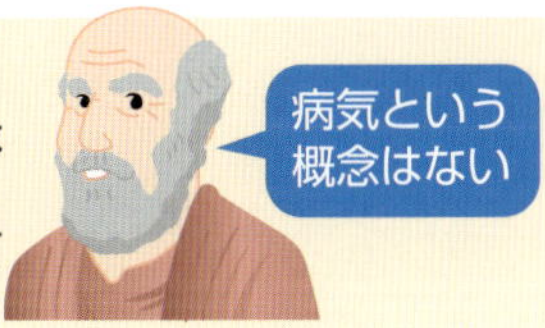
病気という概念はない

19世紀末

・近代精神医学の父·クレペリンが「精神的な問題は病気であり、遺伝的素因を重視すべき」と提唱した
・一方で、「性格や心理的ストレスなどの要因」に着目する精神科医もいた

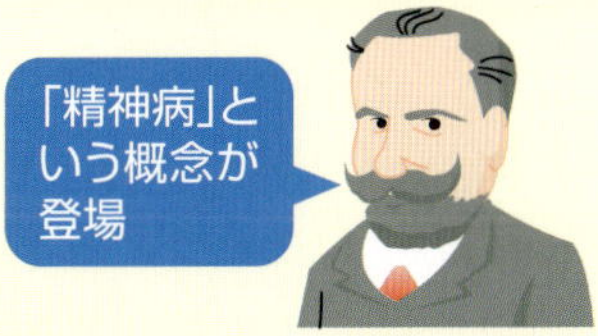
「精神病」という概念が登場

1960年代〜20世紀後半

・抑うつを改善する抗うつ薬が相次いで発見される
・うつ病の病態研究が急速に進む

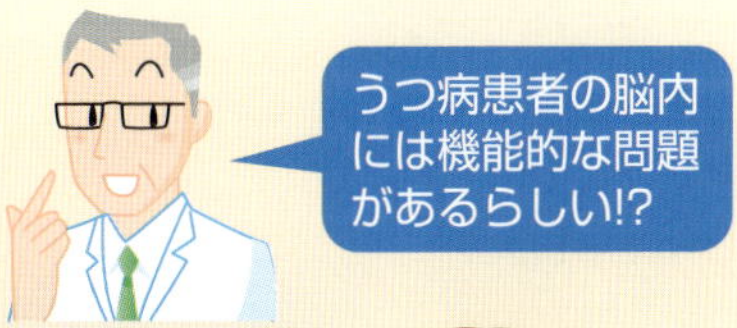
うつ病患者の脳内には機能的な問題があるらしい!?

・脳内の機能的な不調（内因）、性格や心理的なストレス（心因）、からだの病気（外因）など、うつ病を要因別に分類するようになる

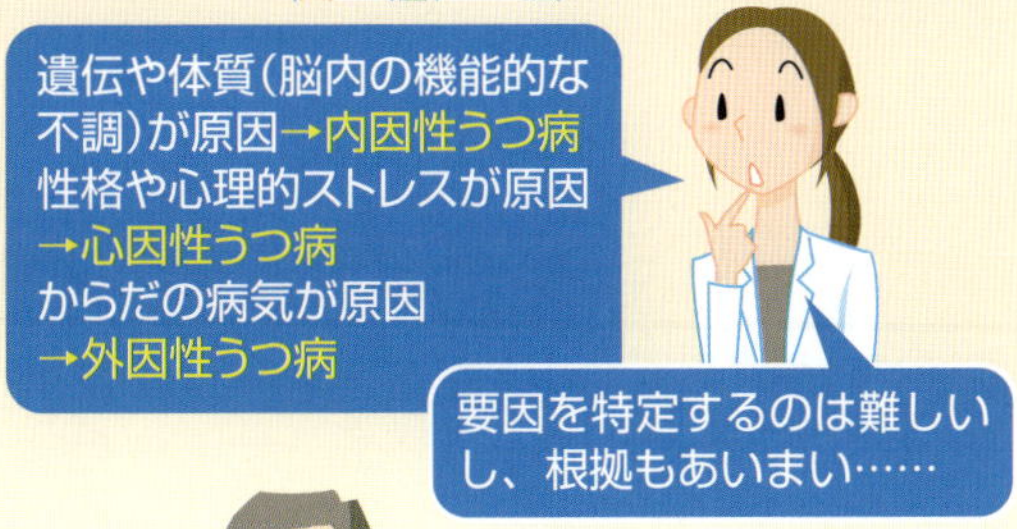
遺伝や体質（脳内の機能的な不調）が原因→内因性うつ病
性格や心理的ストレスが原因→心因性うつ病
からだの病気が原因→外因性うつ病
要因を特定するのは難しいし、根拠もあいまい……

1980年

・『DSM−Ⅲ』を発表。性格や環境要因よりも、患者が訴える症状のみに焦点を当てた診断基準を導入する

うつ病は、躁うつ病とともに「感情障害」に分類

1994年

・『DSM−Ⅳ』を発表

2013年

・『DSM−5』を発表

うつ病は「抑うつ障害群」、躁うつ病は「双極性障害および関連障害群」に分類

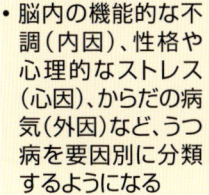

現在

体質、性格、心理的ストレスにかかわらず、うつ病は脳内の機能的な不調がもたらす〝脳の病気〟

ス（心因）、からだの病気（外因）などの要因があると考えられ、内因性うつ病、心因性うつ病など、要因別に分けて論じられるようになりました。しかし、要因を特定するのは難しく、根拠もあいまいです。

このような流れのなか、アメリカ精神医学会は、患者さんの性格や環境要因は考慮しない「操作的分類・診断基準」を導入した『DSM-Ⅲ』（1980年）を発表。この診断基準では、患者さんが訴える症状のみに焦点を当てて診断するようになっています。性格や環境要因はうつ病の患者さんに限らず、誰にでもあり得ることです。うつ病になりやすい性格の人や、大きなストレスを受けた人すべてがうつ病になるとは限らないからです。

いくつか列記された具体的な症状のうち、該当する症状の数で病気を分類・診断するという合理的かつシンプルな診断基準は、改訂を加えながら、その後の『DSM-Ⅳ』、現在の『DSM-5』でも受け継がれています。

なお、『DSM-5』では、これまで広く用いられていた「大うつ病」という病名を、単に「うつ病」と呼ぶよう変更されました。呼び名が変わっただけで、概念そのものに大きな変更はありません。ちなみに、大うつ病というと、重いうつ病かと思われる人もいるかもしれませんが、「大」は「重症」という意味ではありません。英語の「メジャー（主要な）」を訳したものです。うつ病は英語で「メジャー・デプレッション」といい、日本では野球のメジャーリーグを大リーグと呼んでいたことから、「大うつ病」と訳されたそうです。今後もあちこちで「大うつ病」という言葉を目や耳にすると思いますが、「大うつ病」とは本書でいう「うつ病」のことです。

それでは、いよいよ第2章からはうつ病の正体に迫ります。

第2章

これが、うつ病の正体

うつ病による抑うつ症状は、日常的な気分の落ち込みよりもはるかに強く長引き、日常生活に大きな支障を来します。うつ病と正しく向かい合うためにも、まずは病気を正しく理解しましょう。

うつ病をチェックしてみよう

こんな症状、ありませんか？

現代社会に生きている限り、私たちはさまざまなストレスに向き合わなければなりません。時には、どうしようもなく気分が落ち込むこともあるでしょう。「こんなにつらく悲しいのならば、いっそのこと死んでしまいたい」と思うこともあるかもしれません。

しかし、多くの場合は、時間の経過とともにそのような感情はうすれ、元気を取り戻します。また、つらい状況が続く場合でも、四六時中落ち込んでいるわけではありません。1日の中で、嫌なことを忘れられる瞬間は多々あるでしょう。日に日に落ち込む時間が短くなり、笑える瞬間が増え、穏やかでいられる時間が長くなる。こうして私たちは、人生の試練を乗り越えて生きています。

一方、うつ病がもたらす「抑うつ」は、時間が解決してくれるものではありません。うつ病の抑うつは、日常生活や社会生活に支障を来すほどに「重く」、「長く」、「苦しい」のです。

ただ、抑うつという症状は目にみえるものではありませんし、症状の訴え方も人それぞれです。

そこで、第1章でも紹介した『DSM-5』では、うつ病の診断基準（左頁参照）を定め、うつ病の典型的な症状を発症していること（「抑うつエピソード」という）、その症状が他の精神疾患によるものではないことなど、いくつかの基準をすべて満たしているものをうつ病としています。

抑うつをもたらす心の病気はうつ病だけではありません。原因となる病気によって治療法は異なるので、まずはうつ病かどうかをしっかり見極めることが何よりも重要なのです。

うつ病チェックシート

基準A これまでとは違って、以下のうち5つ以上の症状（必ず1か2を含む）がここ2週間の間にある

- □ **1.** ほとんど1日中、ほとんど毎日、抑うつ気分（悲しみや空虚感、絶望感）に陥っている
- □ **2.** ほとんど1日中、ほとんど毎日、興味や喜びを感じない
- □ **3.** とくに食事療法をしていないのに、体重が著しく減少、あるいは増加している。または、ほとんど毎日、食欲がない、あるいは過食している
- □ **4.** ほとんど毎日の不眠または過眠
- □ **5.** 動作が遅れる。口数が少なくなり、声が小さくなる。焦燥感が強くなったり、落ち着きがなく身体を動かす（第三者が確認できるほど）
- □ **6.** ほとんど毎日の疲労感、または無気力
- □ **7.** ほとんど毎日、「自分には存在価値がない」、「自分は罪深い人間だ」などと、根拠なく自分を責める
- □ **8.** 思考力や集中力、決断力の低下が、ほとんど毎日認められる
- □ **9.** 「自分は死んでもよい」、「いっそ死んでしまいたい」と考える。あるいは、自殺するためのはっきりとした計画を立てている

基準B その症状を「非常に苦しい」と感じ、仕事や学業、日常生活に支障を来している

基準C その症状は薬やアルコール、からだの病気によるものではない

※基準A～Cは「抑うつエピソード」と呼ばれ、うつ病の症状を発症していることを示す

基準D 抑うつエピソードは、他の精神疾患によるものではない

基準E いつもと違い、異常なまでに気分が高揚したり、開放的になったりしたこと（躁状態）はない

（アメリカ精神医学会『DSM-5』より改変）

うつ病の特徴

- うつ病の抑うつ気分は「ほとんど毎日」、しかも「1日中続く」
- うつ病の抑うつ気分は「あまりに苦しく」、「社会生活や日常生活に支障を来す」

うつ病とはどんな病気？

誰もがかかりうる人間的な病気

うつ病とは、社会生活や日常生活に支障を来すほど重くつらい抑うつ気分が1日中、ほとんど毎日続く病気です。医学的には、前頁に掲載した「うつ病チェックシート」の「抑うつエピソード」がうつ病の状態です。ご自身の現在の状態が「抑うつエピソード」に当てはまるという人もいるかもしれませんが、抑うつエピソードに当てはまるだけでは、うつ病とは診断されない場合もあります。医療機関では、その他にも問診や検査が行われ、うつ病以外の精神疾患の可能性が否定されたときに、うつ病と診断されます。

では、実際にうつ病と診断される人は、全国にどのくらいいるのでしょうか？

厚生労働省が実施している患者調査*によると、平成23年のうつ病の総患者数は70万4千人。ちなみに同じ年の胃潰瘍の総患者数は35万5千人です。うつ病が決してめずらしい病気ではないということがおわかりいただけるでしょう。

近年は、うつ病に対する認知度が高まったといわれています。しかし、一般の人の中には、「うつ病は気持ちの持ちようで何とかなる」、「うつ病になる人は精神面が弱い」、「怠けているだけじゃないか」などと考える人が少なくないのも事実です。

これらはすべて誤った認識です。うつ病は単なる気分の問題ではありません。うつ病の人は精神面が弱いわけでもありませんし、もちろん怠けてなどいません。

うつ病は、医学的なケアが必要とされる病気です。感情を持ち、思考する人間であれば、誰もがかかりうる身近な病気なのです。

用語解説 患者調査　厚生労働省が医療施設を利用する患者について、その傷病の状況等の実態を調べるために３年ごとに行っている調査。

うつ病を正しく認識する

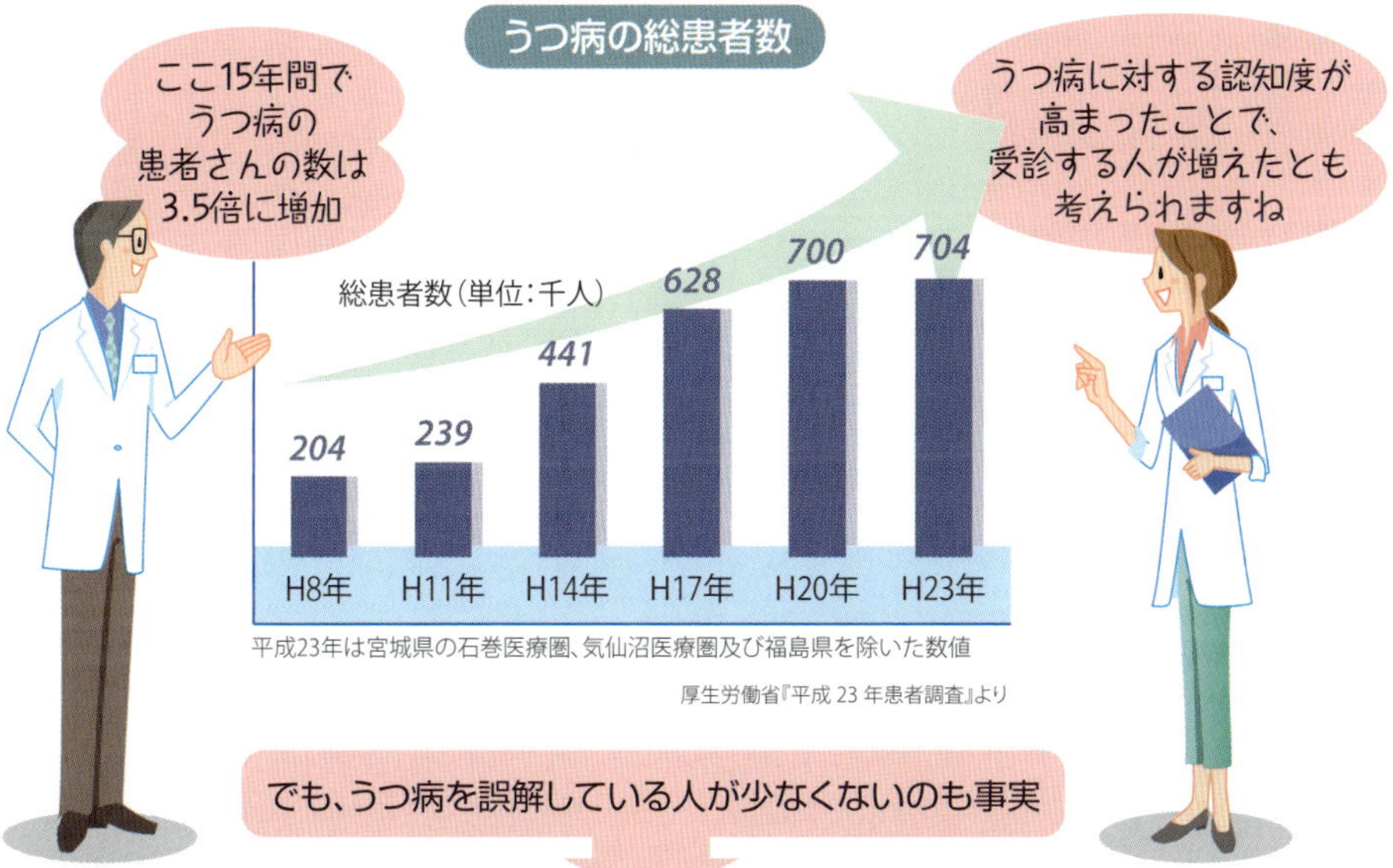
うつ病の総患者数
ここ15年間で
うつ病の
患者さんの数は
3.5倍に増加
うつ病に対する認知度が
高まったことで、
受診する人が増えたとも
考えられますね
総患者数（単位：千人）
204
239
441
628
700
704
H8年
H11年
H14年
H17年
H20年
H23年
平成23年は宮城県の石巻医療圏、気仙沼医療圏及び福島県を除いた数値
厚生労働省『平成 23 年患者調査』より

でも、うつ病を誤解している人が少なくないのも事実

うつ病に対する誤解 ○か×か？

- □うつ病は気の持ちようで何とかなる
- □うつ病の人は精神面が弱い
- □うつ病は怠け病だ
- □うつ病になったら仕事がまったくできなくなる
- □うつ病の人は人間として劣っている
- □うつ病は人格が破綻《はたん》してしまう病気だ

うつ病は、医学的なケアが必要とされる「病気」 ○か×か？

- □うつ病は単なる気分の問題ではない
- □医学的なケアを受ければ克服が可能
- □適切なケアを受ければ仕事にも復帰できる
- □うつ病は誰もがかかる可能性のある身近な病気
- □うつ病は、感情を持ち、思考する人間だからこそ苦しくなる病気
- □うつ病で人格が破綻することなどない

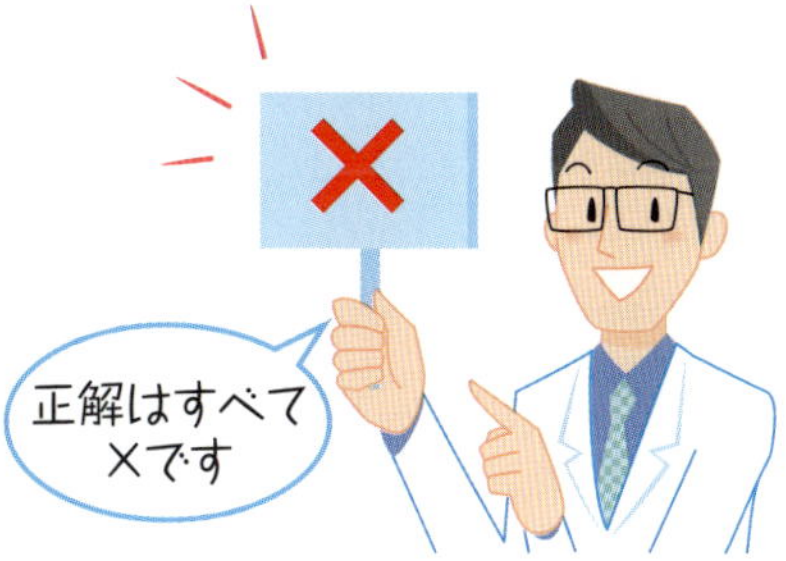
正解はすべて
×です

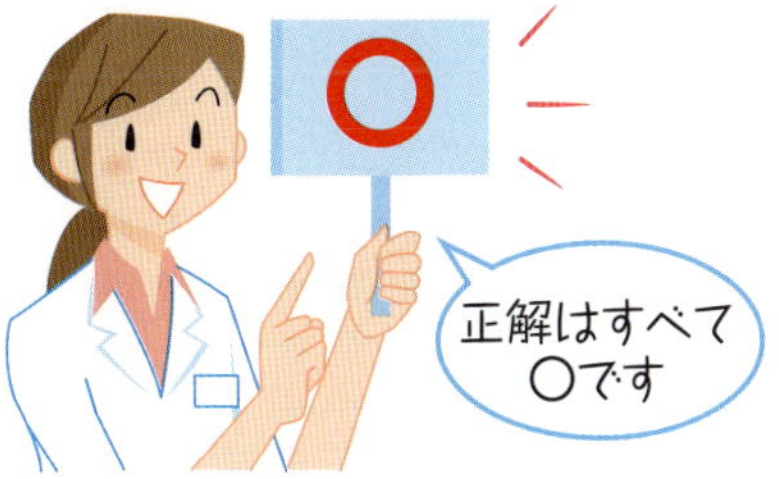
正解はすべて
○です

原因は人さまざま

では、人はなぜうつ病を発症するのでしょう？ どんな人がうつ病になりやすいのでしょうか？

性別でみてみると、うつ病は男性より女性に多く、女性は男性にくらべて約2倍、うつ病になりやすいといわれています。そこには、女性の妊娠・出産や更年期が関係していると考えられます。周産期や更年期は、女性ホルモンのバランスの乱れからうつ病になりやすい時期でもあります。

さらに、妊娠・出産は人生最大ともいえるライフイベントです。身体的・精神的な変化はもちろん、環境が激変することによるストレスは、非常に大きな負担となるのです。

年齢別では、欧米では若年者に多いとされていますが、日本では若年者とともに中高年もうつ病になりやすい傾向があります。中高年のうつ病の背景には、仕事の重責、リストラや定年退職、配偶者との死別など、うつ病を発症しやすい環境的要因が考えられます。また、若年者に関しては、近年は「非定型うつ病（56頁参照）」が増えています。

年齢や性別には、うつ病になりやすい傾向というものがありますが、もちろんそれだけでうつ病の原因を説明できるわけではありません。うつ病の多くは、大きなストレスを受けたあとに発症します。しかし、同じ状況、年齢、性別にあっても、うつ病を発症する人としない人がいます。うつ病の発症には、生まれながらに備わった遺伝的素因、性格、これまでの経験、現在の自分を取り巻く環境などが複雑に影響し合っているからです。

また、最近は神経科学の観点からうつ病のメカニズムを解明しようとする研究も進んでいます。これらの研究から、うつ病の患者さんの脳内では、何らかの機能的な不調が起こっていることがわかっています。

うつ病の男女年齢別患者数と発症要因

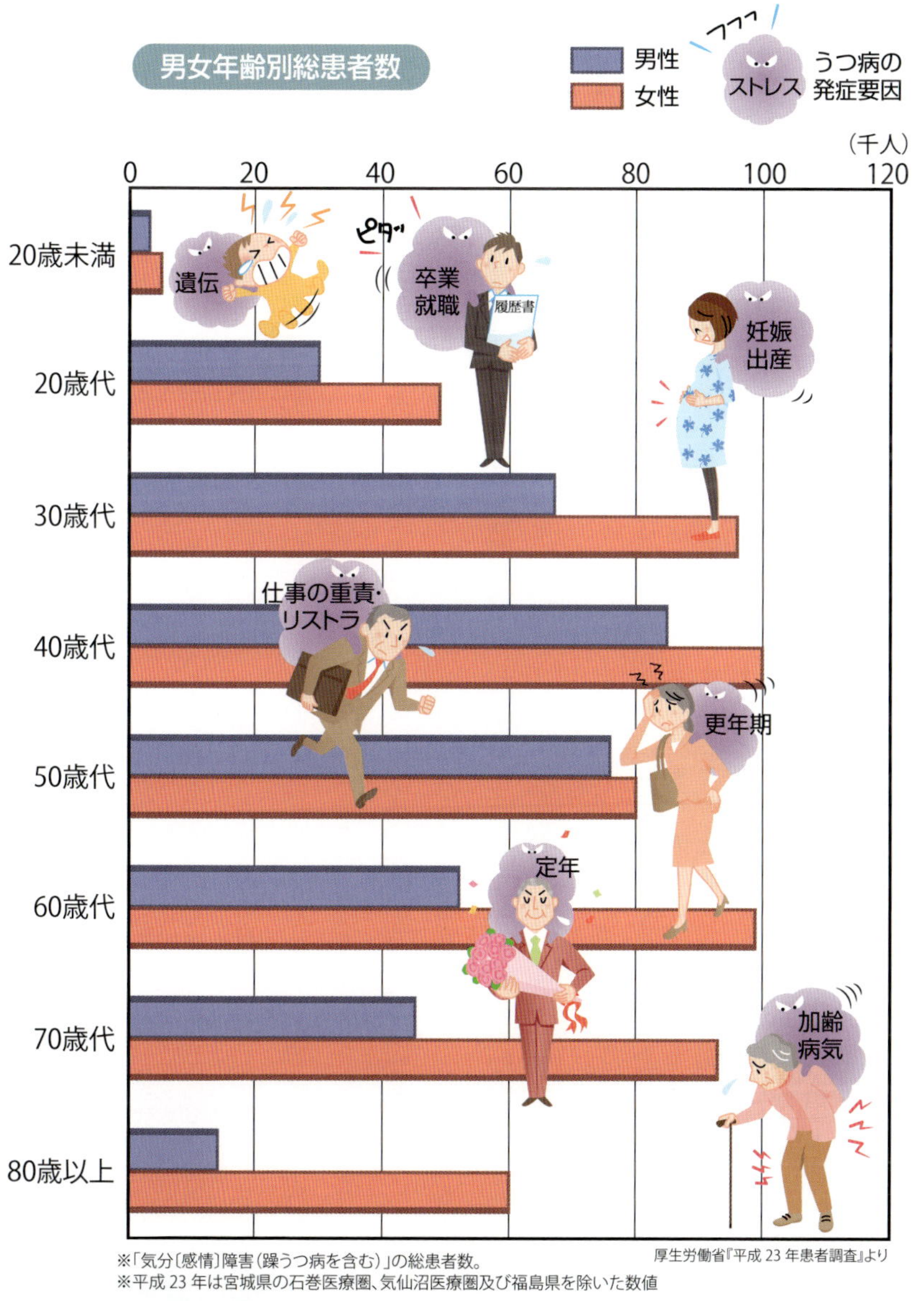
男女年齢別総患者数
男性
女性
ストレス
うつ病の発症要因
（千人）
0
20
40
60
80
100
120
20歳未満
20歳代
30歳代
40歳代
50歳代
60歳代
70歳代
80歳以上
遺伝
ピタッ
卒業
就職
履歴書
妊娠
出産
仕事の重責・
リストラ
更年期
定年
加齢
病気

※「気分〔感情〕障害（躁うつ病を含む）」の総患者数。
※平成 23 年は宮城県の石巻医療圏、気仙沼医療圏及び福島県を除いた数値

厚生労働省『平成 23 年患者調査』より

うつ病の発症に関わる要因

- 年齢・性別　・ストレス　・遺伝的素因
- 性格　・幼少期の体験　・これまでの経験
- 現在の自分を取り巻く環境　など

心とからだが発するサインを見逃さずに

次にうつ病の症状ですが、うつ病の症状の中核をなすのは「抑うつ」です。気分が落ち込み、やる気が出ないといった状態は、誰もが日常的に経験していることです。しかし、うつ病の抑うつは、日常のそれよりもはるかに重く、長引きます。

どうしようもなく気分が落ち込み、これまで興味のあったものに関心を示さず、喜びや楽しみをまったく感じられない。自己否定が強くなり、根拠のない罪悪感にかられる。そんな状態がほぼ1日中、毎日、医学的には2週間以上続きます。

意欲や集中力、決断力なども低下するので、仕事や家事にも支障が出てきます。そのため、抑うつ気分が日常的なものなのか、うつ病によるものなのかは、仕事や生活への支障の出方で判断がつきます。

うつ病の場合、さらに重症になると、悲しくてつらいといった感情すらも湧いてこなくなります。心のエネルギーが枯れ果ててしまった状態です。そんな虚無感をなんとかしたくて、イライラしたり、焦燥感にかられる人もいます。最悪の場合、自殺という手段を選んでしまうこともあるのです。

また、うつ病の症状はからだに現れることもあります。うつ病の人の多くに疲労感、不眠または過眠、食欲の低下または増加などがみられます。

これらの症状はうつ病が発するサインですが、本人だけでなく、家族や周囲の人がサインに気づく場合もあります。ただ、うつ病の患者さんには我慢強い人が多く、なかなか受診につながらないのも事実です。うつ病に対する誤解や偏見から受診をためらうケースもあります。

しかし、うつ病は医学的なケアが必要な病気です。最悪の事態を防ぐためにも、何らかのサインをキャッチしたら、できるだけ早期に専門医を受診することが重要です。

見逃してはいけない！　うつ病のサイン

心のサイン

- 悲しい、憂うつな気分、沈んだ気分が1日中、ほぼ毎日続いている
- 何事にも興味がわかない
- 何をやっても楽しくない、面白いと感じない
- 気力、意欲、集中力の低下を自覚する
- 人に会いたくない
- 自分には価値がないと強く感じる
- 自分は罪深いと強く感じる
- いっそのこと死んでしまいたいと思う　　など

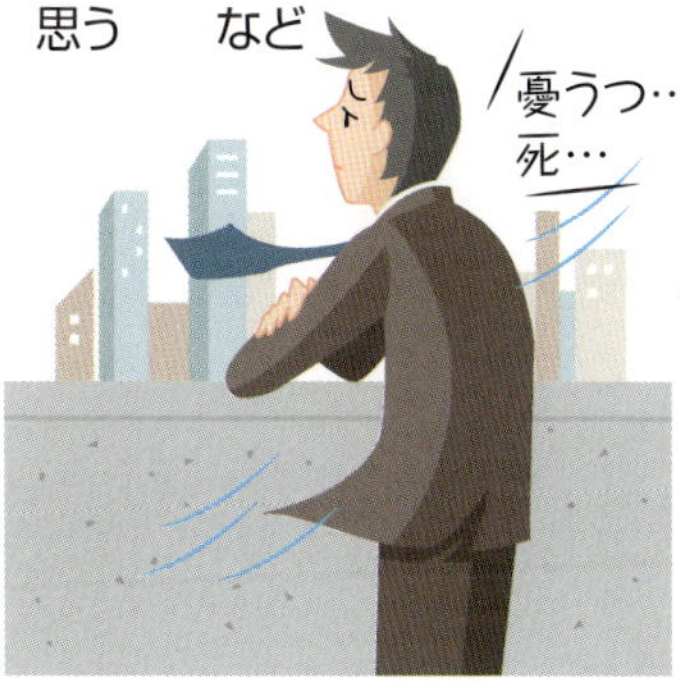
憂うつ…
死…

からだのサイン

- 疲れやすい
- 眠れない、または眠りすぎる
- 食欲の低下、または増加
- 吐き気
- 頭痛
- 肩こり
- めまい
- ひどい便秘　　など

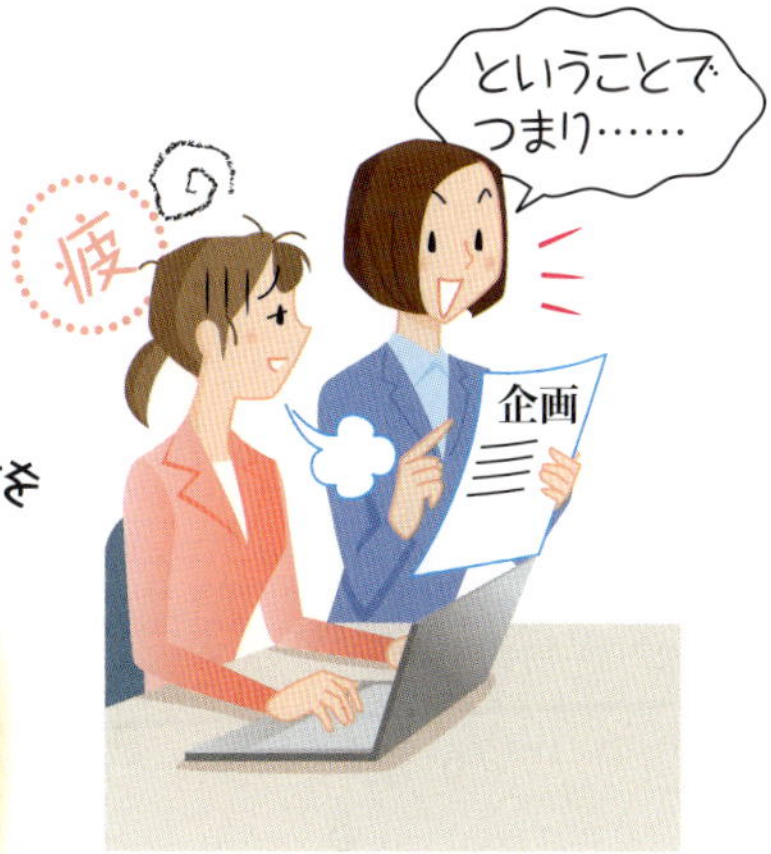
ということでつまり……
疲
企画

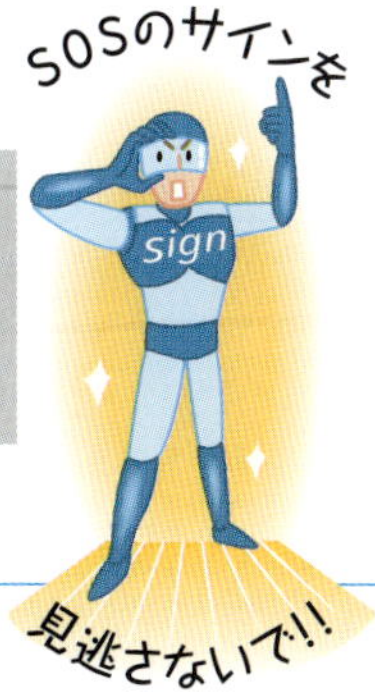
SOSのサインを
sign
見逃さないで!!

周囲の人が気づくサイン

- 以前とくらべて元気がない、表情が暗い
- 体調不良の訴えが多い（疲れた、だるい、痛みの訴えなど）
- 仕事や家事の能率低下、ミスが増える
- 周囲との交流を避ける
- 外出しなくなる
- 遅刻、早退、欠勤が増える
- 飲酒量が増える　　など

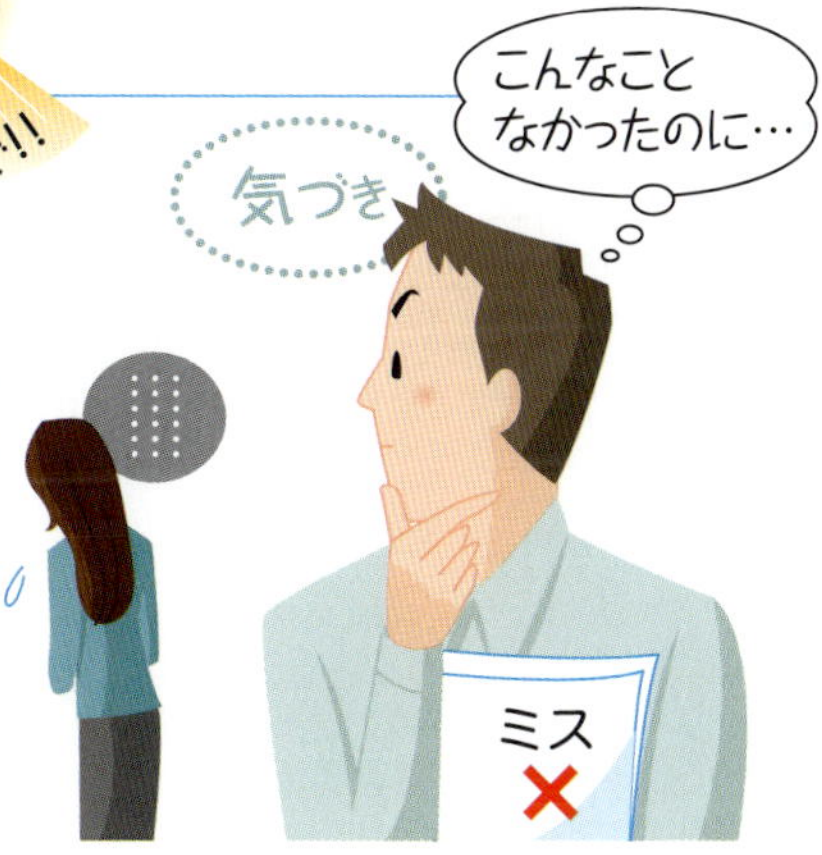
こんなことなかったのに…
気づき
ミス

憂うつから始まる負の連鎖

きっかけは悲観的な思考

　ここからはうつ病をより深く理解するために、うつ病の症状について、もう少しくわしくみていくことにしましょう。

　うつ病は以前は〝心の風邪〟*と表現されたこともありますが、「風邪と同じ程度の軽い病気」だととらえてはいけません。風邪は病院に行かなくても、薬を服用しなくても、人によっては自然に治ることもあります。しかし、うつ病は医学的なケアが必要な病気です。気持ちの持ちようや時間が解決してくれるものではありません。とてもつらい病気なのです。

　うつ病の抑うつの特徴は、ひどく気分が落ち込むだけでなく、現実を悲観するところにあります。そこにはもともとの性格も影響するのですが、明るく前向きな性格だった人が、憂うつな気分から悲観的になることもあるのです。

　例えば、憂うつな気分から抜け出せず、会社に行くのがつらいと感じることは誰にでもあるでしょう。日常的な憂うつならば、2~3日も休めばリフレッシュできます。しかし、うつ病の場合は、「つらい、休みたい」→「休んだら迷惑がかかる」→「頑張らねば…」→「でも、頑張れない」→「自分はダメな人間だ」→「つらい、休みたい」→……という悪循環をくり返します。

　「ちょっと休んでゆっくりしよう」とか、「1日くらい休んでも、すぐに取り戻せるさ」などと発想を切り替えることができれば、悪循環も断ち切ることができるのですが、うつ病の患者さんにはそれができません。憂うつな気分が悲観的な思考を生み、悲観的な思考がさらに憂うつに拍車をかけるのです。

用語解説　心の風邪　かつては「誰もがかかりうる一般的な病気」という意味でよく使われたが、最近は「風邪のように軽い病気」などの誤解を生む可能性も指摘されている。

うつ病の患者さんが陥る“ぐるぐる思考”とは？

悲観的な思考が頭の中をぐるぐる回る“ぐるぐる思考”は、うつ病の患者さん特有の考え方。どこかで発想の切り替えが必要だが、うつ病の患者さんにはそれができない

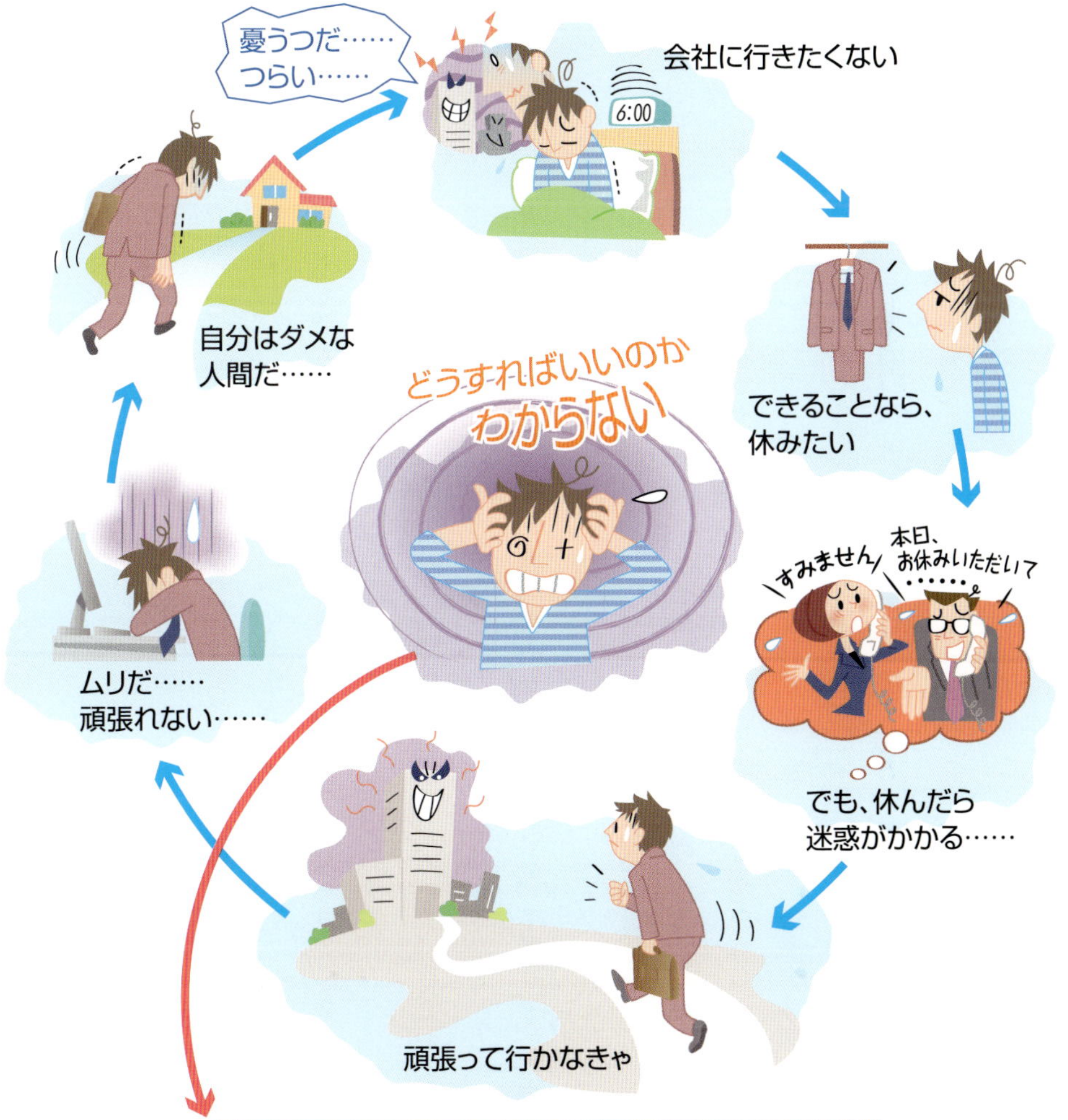
憂うつだ……
つらい……
6:00
会社に行きたくない
できることなら、
休みたい
すみません
本日、
お休みいただいて
……
でも、休んだら
迷惑がかかる……
頑張って行かなきゃ
ムリだ……
頑張れない……
自分はダメな
人間だ……
どうすればいいのか
わからない

憂うつ→悲観→さらに憂うつ→さらに悲観→……
のくり返しで、どうすればよいのかわからなくなり、
「死んだら楽になれる」と考えることも（次頁へ）

憂うつの先にあるものは

日常的な憂うつならば、何か良いことがあれば、気分が晴れて元気になれます。しかし、うつ病の場合、悲観的な思考の悪循環に陥ってしまうと、何をしても気分を晴らすことができません。

何をやっても楽しい、おもしろい、うれしいといった感情が湧いてきません。好きな食べものもおいしいと感じられず、趣味にも興味がなくなります。無理に気晴らしをしようとすると、かえってつらくなるばかりで、「何をやっても無駄だ」と絶望感を抱くようになります。

さらに状態が悪化すると、感情そのものが揺れ動かなくなります。喜びはもちろん、悲しみすら感じなくなってしまうのです。そうなると、何もかもが空しいだけです。生きることに意味を感じられなくなり、「死」へ考えを巡らせるようになります。

また、うつ病の患者さんは、悲観的な思考をくり返すうちにどうしたらよいかわからなくなり、あまりのつらさに「死んだら楽になる」と考えることもあります。

うつ病の患者さんの中には、自殺の方法を具体的に考えている人もいます。また、本当にそれを実行してしまうこともあるのです。

うつ病は心の病気だから、命に関わるものではないと思われるかもしれません。たしかに、憂うつな気分がどんなにひどくなっても、それが原因で心臓が停止してしまうようなことはないでしょう。しかし、憂うつの先にある絶望感や苦しみ、空しさは、自ら命を断つことにつながる場合があります。

本書で「うつ病には医学的なケアが必要です」とくり返し述べてきたのは、最悪の事態を防ぐためにも、できるだけ早期に適切な治療を受ける必要があるからです。

うつ病は命に関わる病気！？

起

何をしても楽しい、うれしいと思えない。

「何をやっても無駄だという思いを抱くようになる」

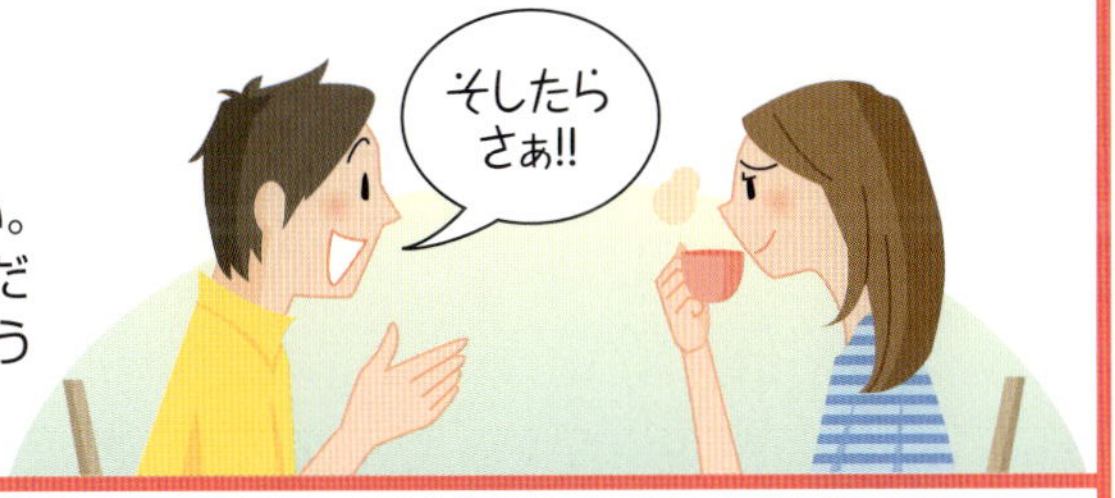
そしたらさぁ!!

承

喜び、悲しみも感じられない。

「感情そのものが揺れ動かない」

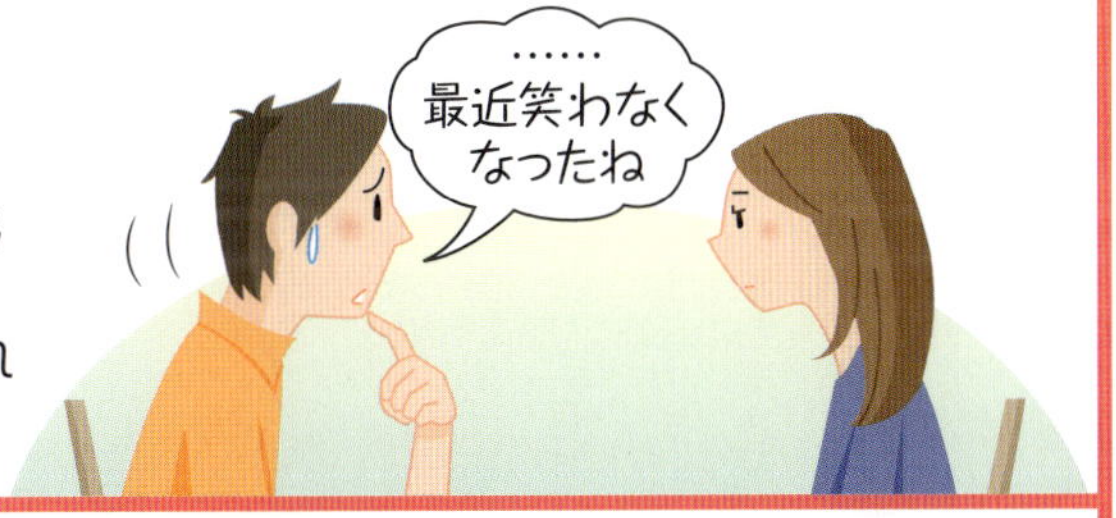
……
最近笑わなくなったね

転

生きることに意味を感じられなくなる。

「死へ考えを巡らすようになる」

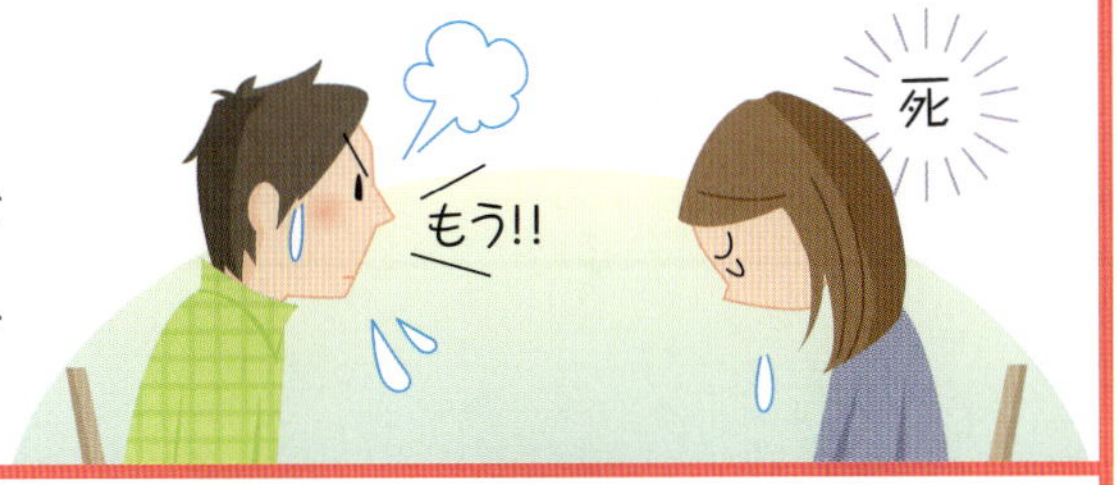
もう!!
死

結

あまりのつらさに、どうしたらよいかわからなくなる

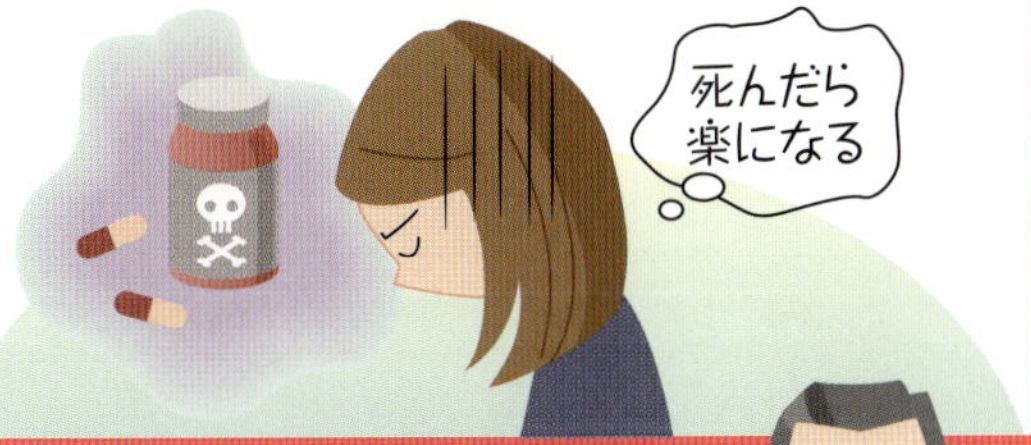
死んだら楽になる

憂うつの先にある絶望感や苦しみ、空しさは、自ら命を断つことにつながる場合がある

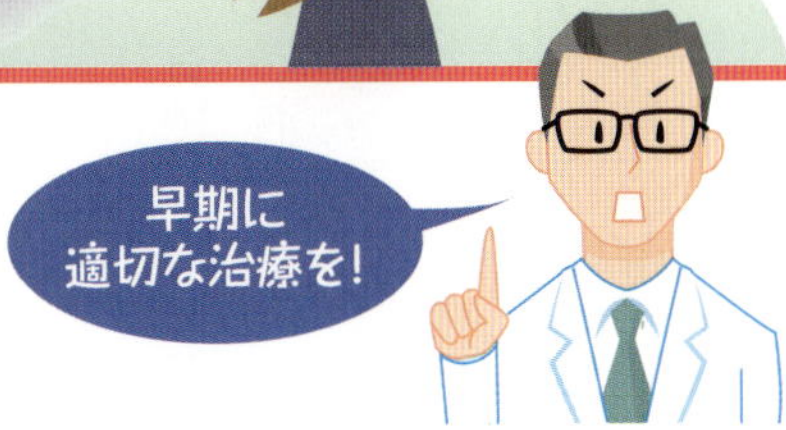
早期に
適切な治療を！

現実と異なり、認知のズレを起こす

うつ病の心の症状は、憂うつから悲観的な思考へと発展し、その悲観的な思考は消えることなく、「死んでしまいたい」と思うほど強くなります。なぜそこまで悲観的になるのかというと、うつ病の患者さんは、「認知」が現実と大きくズレてしまっているからです。ちなみに認知とは、目の前で起こっている出来事や物事のとらえ方のことをいいます。

実は、認知のズレというのは誰もが経験していることです。例えば、たいして仕事もできないのに偉そうにしている上司。その人は、自分の能力を過大評価するという認知のズレを起こしているのかもしれません。また、本当はとても美人で人気もあるのに、自分は冴えないと自信をなくしている女性。これも、自分の魅力を過少評価するという認知のズレを起こしているのかもしれません。

このように認知のズレは、それ自体は特殊なことではないのですが、うつ病の患者さんの場合、認知と現実が極端にかけ離れているのです。

うつ病の患者さんは、とくに自分自身のことを異常なまでに否定したり、卑下《ひげ》したりします。誰に迷惑をかけたわけでもないのに、「世間に申し訳ないことをした。死んでお詫びしなければ…」、「自分は生きている価値などない」などと、本当に死ぬことを考えてしまいます。あまりにも根拠がなさすぎるため、このような認知のズレは、「罪業《ざいごう》妄想」とも呼ばれています。

また、うつ病の患者さんには、「貧困妄想」と呼ばれる認知のズレもよくみられます。お金に困っているわけでもないのに、「一文無しになってしまう」、「破産してしまう」と思い込むのです。

いずれも、周囲が「そんなことないよ」と説明しても、妄想的な認知のズレはなかなか修正できません。

うつ病の認知のズレは妄想的

妄想とは、現実にないことをあると思い込むこと。「事実にまったく根ざしていない」「周囲が説明しても修正できない」という2つの要素からなる。うつ病の患者さんは、極端な認知のズレから妄想を引き起こすこともある

罪業妄想	現実	認知のしかた
自分は罪深い人間だと思い込む	誰にも迷惑をかけていない	世間に申し訳ない 取り返しのつかないことをしてしまった 自分は生きている価値などない 死んでお詫びします

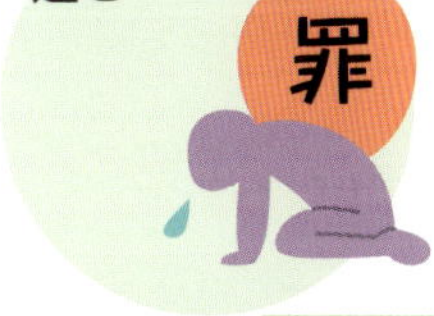

貧困妄想	現実	認知のしかた
お金がないと思い込む	お金には困っていない	一文無しになってしまう 破産してしまう 莫大な借金を背負ってしまった 明日のパンを買うお金もない

心気妄想	現実	認知のしかた
命に関わるような重大な病気にかかったと思い込む	命に関わるような病気にはかかっていない	腹痛があれば「きっと胃がんだ」 胸痛があれば「心筋梗塞の前兆では…」 頭痛があれば「脳腫瘍に違いない」 ※現実に持病がある場合は、「余命わずかだ…」などと病状を悪く受け止める

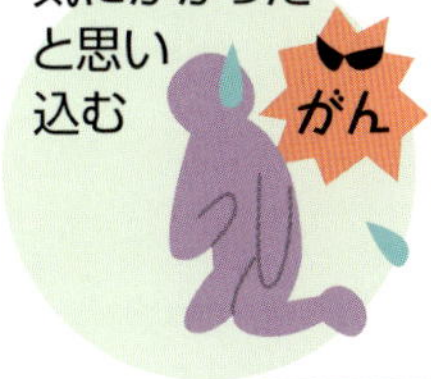

意欲を喪失して、なにもかも億劫に

うつ病になると、何をやっても楽しみや喜びを感じることができなくなります。人生に何の希望もなく、あるのは空しさや絶望感だけなので、あらゆることに意欲が湧いてきません。

誰でも憂うつな気分のときは、何をするのも億劫になります。それでも、仕事や家事など、最低限のことは何とかできるものです。洗濯物がたまれば、「面倒だけど、そろそろ洗濯でもしようか」という気分になるでしょうし、朝が来れば、しぶしぶ出勤するでしょう。

しかし、うつ病の患者さんには、それができません。洗濯物の山をみても、洗濯ができないのです。しかも、意欲が湧かないのは、家事や仕事に対してだけではありません。これまで楽しんでいた趣味や娯楽はもちろん、食事や入浴、身だしなみといった基本的な生活動作に対しても、意欲を喪失してしまうのです。

そもそも、何かをしようという意欲は、そこに楽しさやおもしろさがあるからこそ湧いてくるものです。決して楽しくはない仕事や勉強に対して意欲が湧くのは、仕事や勉強の後には達成感や解放感が待っているからです。うつ病の患者さんは、それらを感じることができないので、意欲の出しようがないのです。

そんな様子は、周囲の人の目には「怠けている」ようにみえるかもしれません。しかし、うつ病の患者さんの場合、「やりたくないから、やらない」のではなく、「やりたくても、できない」のです。それでも「やらなければならない」という思いは強いため、思うようにできない自分を責めてしまいます。「こんなに何もできないのなら、いっそ死んでしまおうか」と悲観的になり、さらに憂うつになる。〝ぐるぐる思考〟の悪循環から、ますます抜け出せなくなるのです。

「何かをしよう」とする意欲が出ない

日常的な憂うつのA男さんの場合　　**うつ病患者さんのB子さんの場合**

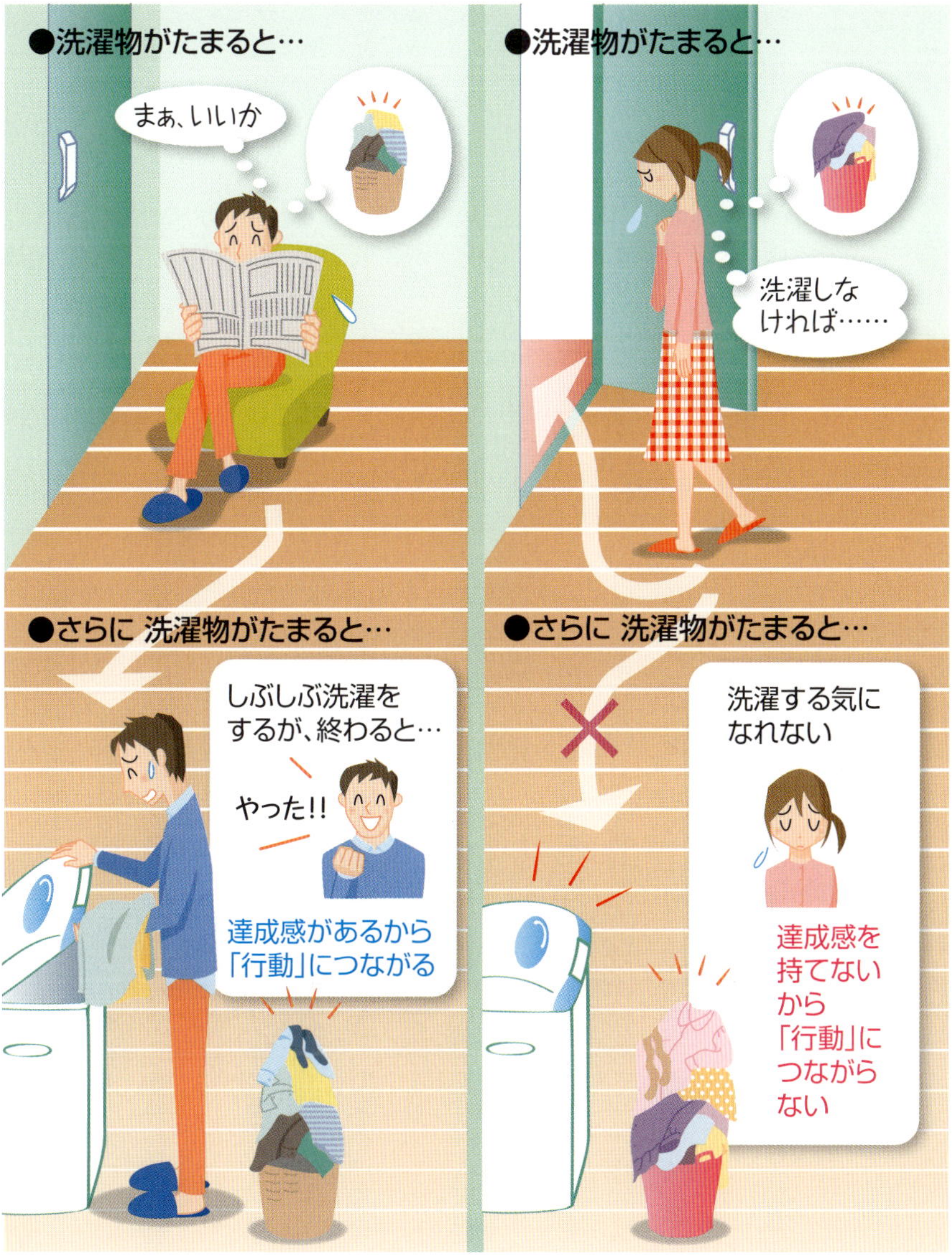
●洗濯物がたまると…
まぁ、いいか
●さらに 洗濯物がたまると…
しぶしぶ洗濯をするが、終わると…
やった!!
達成感があるから「行動」につながる
●洗濯物がたまると…
洗濯しなければ……
●さらに 洗濯物がたまると…
洗濯する気になれない
達成感を持てないから「行動」につながらない

食欲や睡眠に変化が起こる

うつ病になると、食欲や睡眠にも変化が現れてきます。

食欲に関しては、一般的には低下します。うつ病の患者さんは、あらゆることに意欲を喪失しているので、食べることに対しても意欲が湧きません。健康であれば、好きなものを食べれば「おいしい」と感じます。しかし、うつ病の患者さんは、これまで好物だったものを食べても「おいしい」と感じることができません。「何を食べても砂を噛んでいるようだ」と、訴える患者さんもいます。食べる楽しみがないので、食欲も湧かないのです。

また、うつ病の患者さんの中には、空腹を感じないという人もいます。逆に、空腹感はあるのに食べたいと思わないという人もいます。胃のむかつきや胸やけなどがあり、食欲が低下していることもあります。いずれにせよ、食べる量が少なくなるので、体重も減ってきます。

一方で、食欲が増して、太ってくる人もまれにいます。この場合、甘いものなど特定の食べものを過食してしまうことが多いようです。ただしそれは、おいしく味わって食べるというよりは、空しさを埋めるために詰め込むような食べ方です。

睡眠に関しては、うつ病の患者さんの多くが不眠を訴えます。うつ病を疑う前に、不眠を訴えて内科や心療内科を受診する人も多く、調べてみたら不眠の原因はうつ病だったということもよくあります。

うつ病にみられる不眠は、一晩中眠れないわけではありません。夜中や早朝に目が覚めて、悲観的な〝ぐるぐる思考〟が始まり、その後、眠れなくなるというのが特徴です。

ただし、こちらも逆に、夜の睡眠が長くなるとともに、日中も眠くて仕方がないといった、「眠りすぎ」を訴える人がまれにいます。

うつ病は「食べること」「眠ること」にも影響が

「食べること」への影響

美味しいと感じない

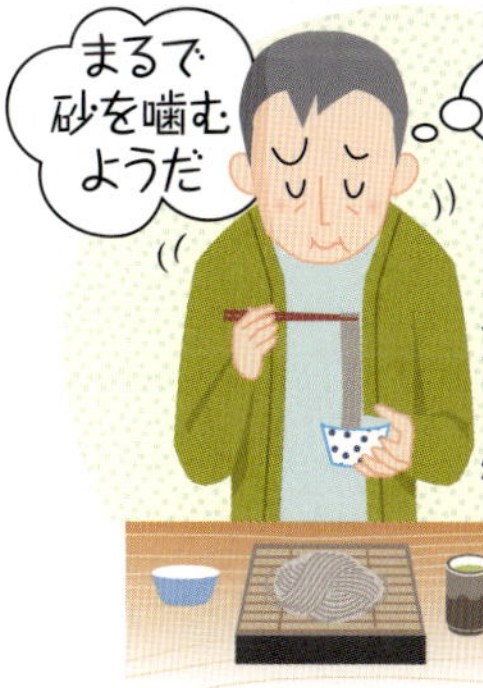
まるで
砂を噛む
ようだ
おそば、
好きだったのに

「好きなもの」を
食べても
「おいしい」と
感じない

空腹を感じない

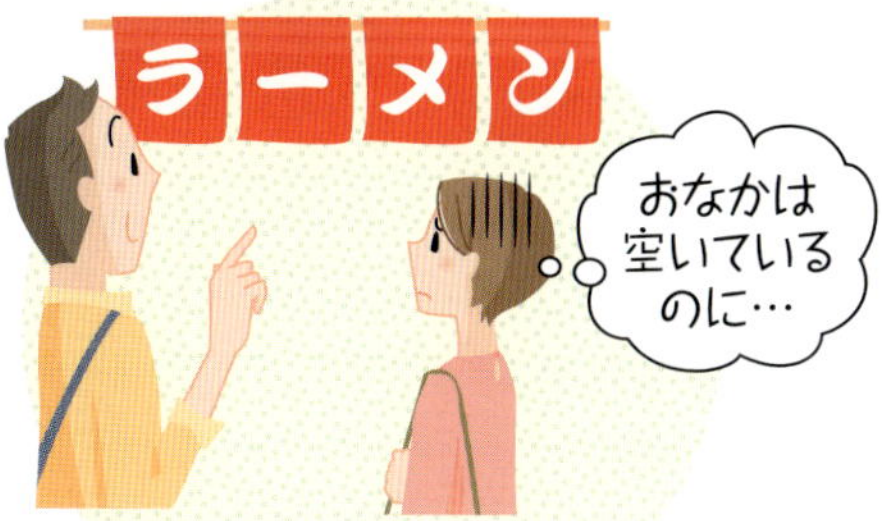
ラーメン
おなかは
空いている
のに…

空腹感があっても
「食べたい」気持ちになれない

食べる「楽しみ」がない

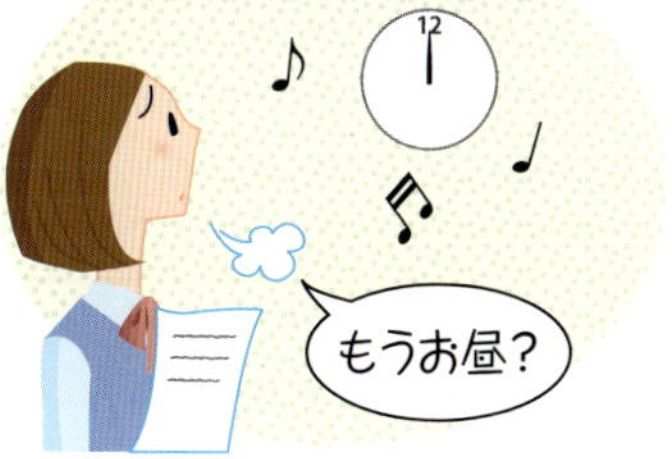
12
もうお昼？

過食

甘いものなど特定の
食べ物を過食する

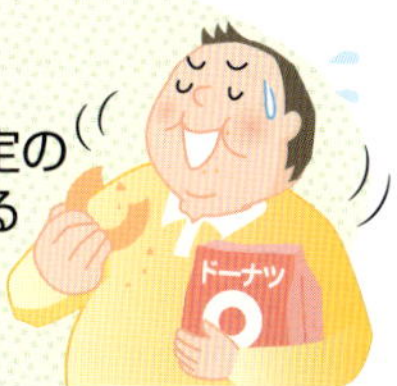
ドーナツ

その他、胃のむかつきなどに
よる食欲の低下など

「眠ること」への影響

ぐるぐる思考が現れ、
眠れなくなる

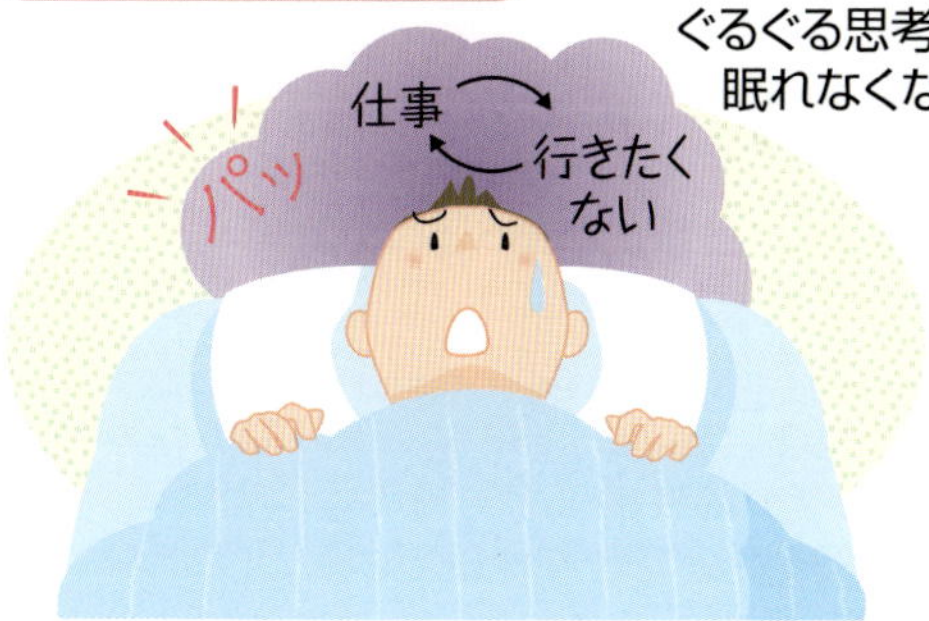
仕事
行きたく
ない
パッ

夜も十分
眠っているのに
昼も眠い

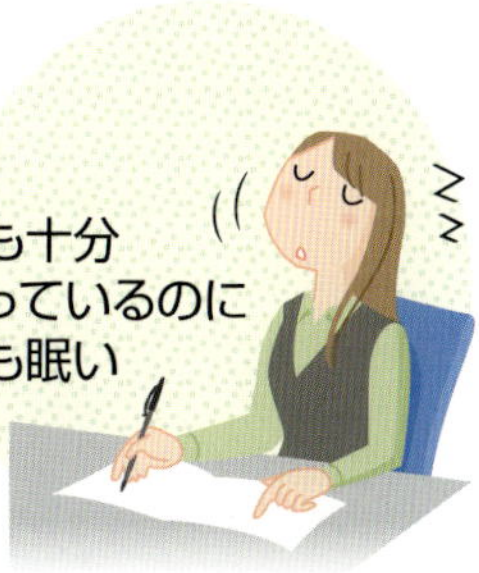

集中力や決断力が欠如する

うつ病になると、思考力や集中力も低下するので、それまでスムーズにできていたことができなくなります。

頭の回転が鈍くなり、人の話も頭に入ってこないので、考えが進みません。いつも悲観的な思考にとらわれているため、本来の思考力を発揮することができないのです。また、本を読もうとしても、集中できないので頭に入らず、読み進めることができません。あらゆることへの意欲を喪失しているため、集中して物事に取り組むことができないのです。このように思考力や集中力が低下していると、仕事や家事でミスが多くなります。子どもの場合は、学校の成績の低下につながります。

さらに、うつ病の患者さんは自己否定が強く、自分に自信が持てないため、物事を判断したり、決定したりするのが困難になります。重要なことはもちろん、日常の些細なことを決めたり、選んだりするのにも、あれこれ悩んでしまうため、買い物に行っても何も買えないといったことも出てきます。

これらの症状については、社会生活や日常生活、学業などへの支障が大きいため、周囲の人が気づくこともありますが、本人も「頭の回転が悪くなった」と自覚していることが多く、「ボケてしまったようだ」と訴える人もいます。

実際、高齢者がこのような状態に陥ると、「認知症」と間違えられることがあります。一見、認知症のようにみえる高齢者のうつ病は、「仮性認知症」*と呼ばれ、うつ病の治療を行えば、認知症のような症状も改善されます。

ただし、逆にうつ病だと思っていたら認知症だったというケースや、両者を併発しているケースもあるので、早めに受診して原因を突き止め、適切な治療を受けることが大切です。

用語解説 仮性認知症　主にうつ病が原因で、高齢者の認知機能が低下し、日常での生活能力が低下したようにみえるものをいう。認知症のようにみえるが、本当の認知症ではない。

スムーズにできていたことができにくくなる

うつ病は集中力と決断力の欠如を招き、自分が持つ「本来の思考力」が発揮しにくくなる

集中力の欠如

例

読書

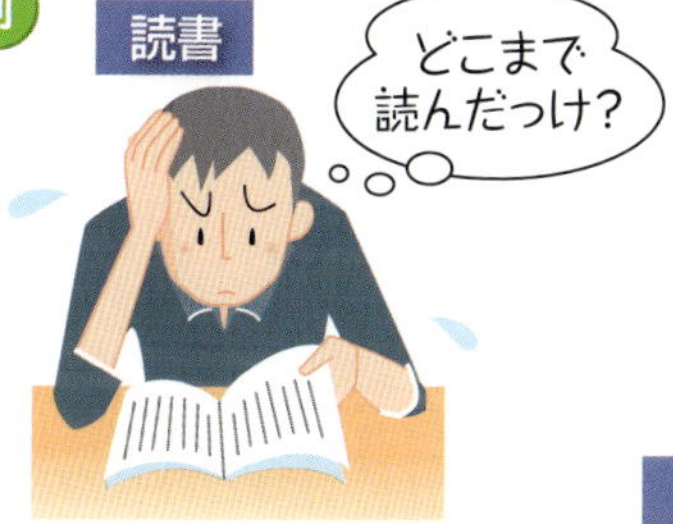
どこまで
読んだっけ?

集中力がないため、読み進めることができない

仕事や家事

また!!

ミスを多発する

勉強

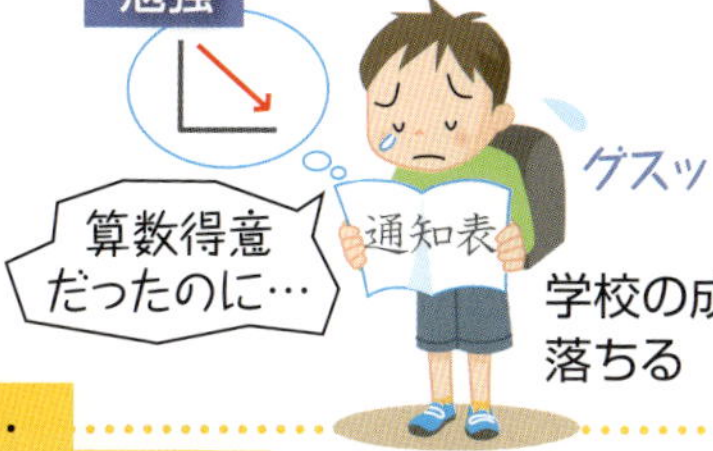
算数得意
だったのに…
通知表
グスッ

学校の成績が落ちる

**さらに…
物事を判断したり、
決定したりするのが困難になる**

決断力の欠如

例

買い物

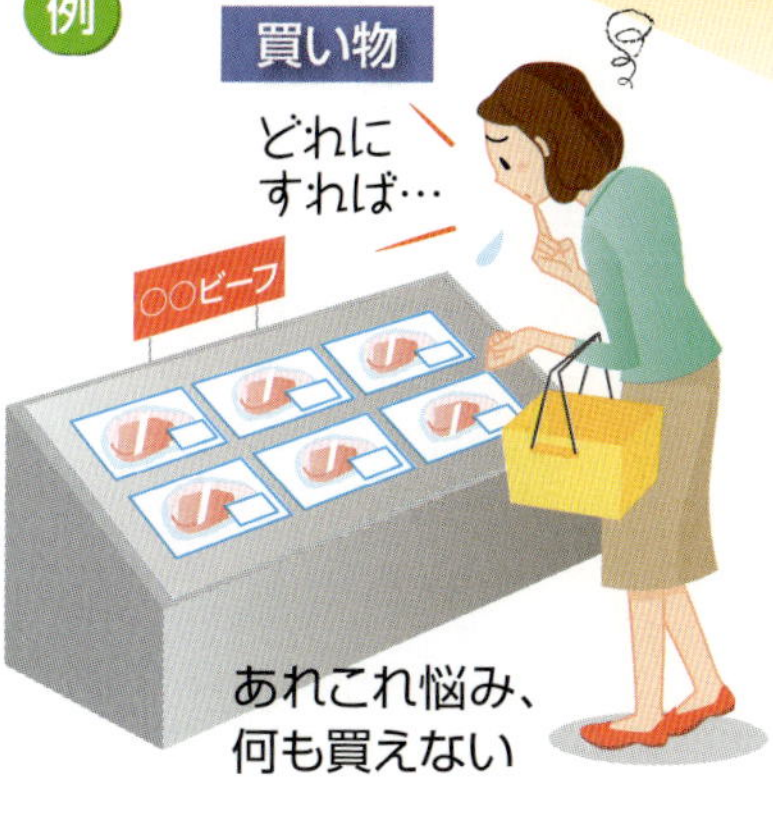
どれに
すれば…
○○ビーフ

あれこれ悩み、何も買えない

うつ病の高齢者の日常生活

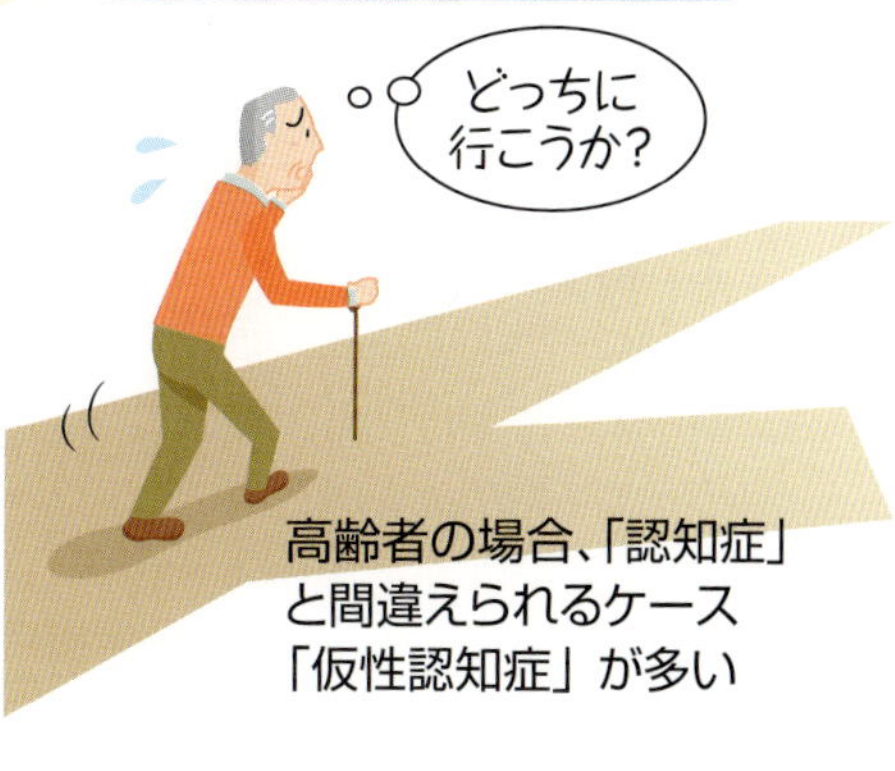
どっちに
行こうか?

高齢者の場合、「認知症」と間違えられるケース「仮性認知症」が多い

疲れやすい、だるい…からだに現れる不調

うつ病になると、気分が落ち込むだけでなく、からだにも不調が現れてきます。患者さんの訴えとして多いのは、48～49頁で述べた食欲低下や不眠ですが、それ以外にもさまざまな身体症状が出てきます。

まず、うつ病の患者さんの多くが「からだのだるさ」を訴えます。「何となく全身が重くけだるい」、「からだの力が抜けたようになり、すぐに横になってしまう」、「疲れやすい」、「からだが重く、動作がゆっくりになってしまう」など、訴え方はさまざまです。ただ、うつ病の場合、朝の出勤時や通学時がもっともつらく、午後から夕方にかけて、比較的からだが軽くなる傾向があります。

その他にも、頭痛やめまい、腰痛や肩こり、息苦しさ、口の渇き、発汗、吐き気、便秘や下痢などを訴える人もいます。

しかし、多くはその症状が一定しておらず、苦しい場所が次々と移り変わります。「何となく疲れやすい気がする」とか、「痛いような…、重苦しいような…」など、症状の訴えが漠然としているのも、うつ病の特徴といえます。

そして、うつ病の中には、ときに心の症状よりも、これら身体症状の方が前面に出てくる場合があります。このようなタイプのうつ病は、心の症状が身体症状という〝仮面〟に覆い隠されていることから、「仮面うつ病」*とも呼ばれています。からだの不調を訴えて、まずは内科などを受診するのですが、訴えをもとに検査をしても、からだにはこれといった異常はみつかりません。うつ病の診断は専門医でも難しいといわれており、内科の医師がうつ病を疑うのには時間がかかる場合もあります。

からだの不調とともに、心にも何らかの変調を来しているときは、心療内科や精神科といった専門科を一度受診することをおすすめします。

用語解説　仮面うつ病　軽度のうつ病で、抑うつ症状よりも先に、頭痛やめまい、不眠、からだの痛みやしびれなど、からだの症状が現れるものをいう。

心よりからだの不調が前面に出る「仮面うつ病」

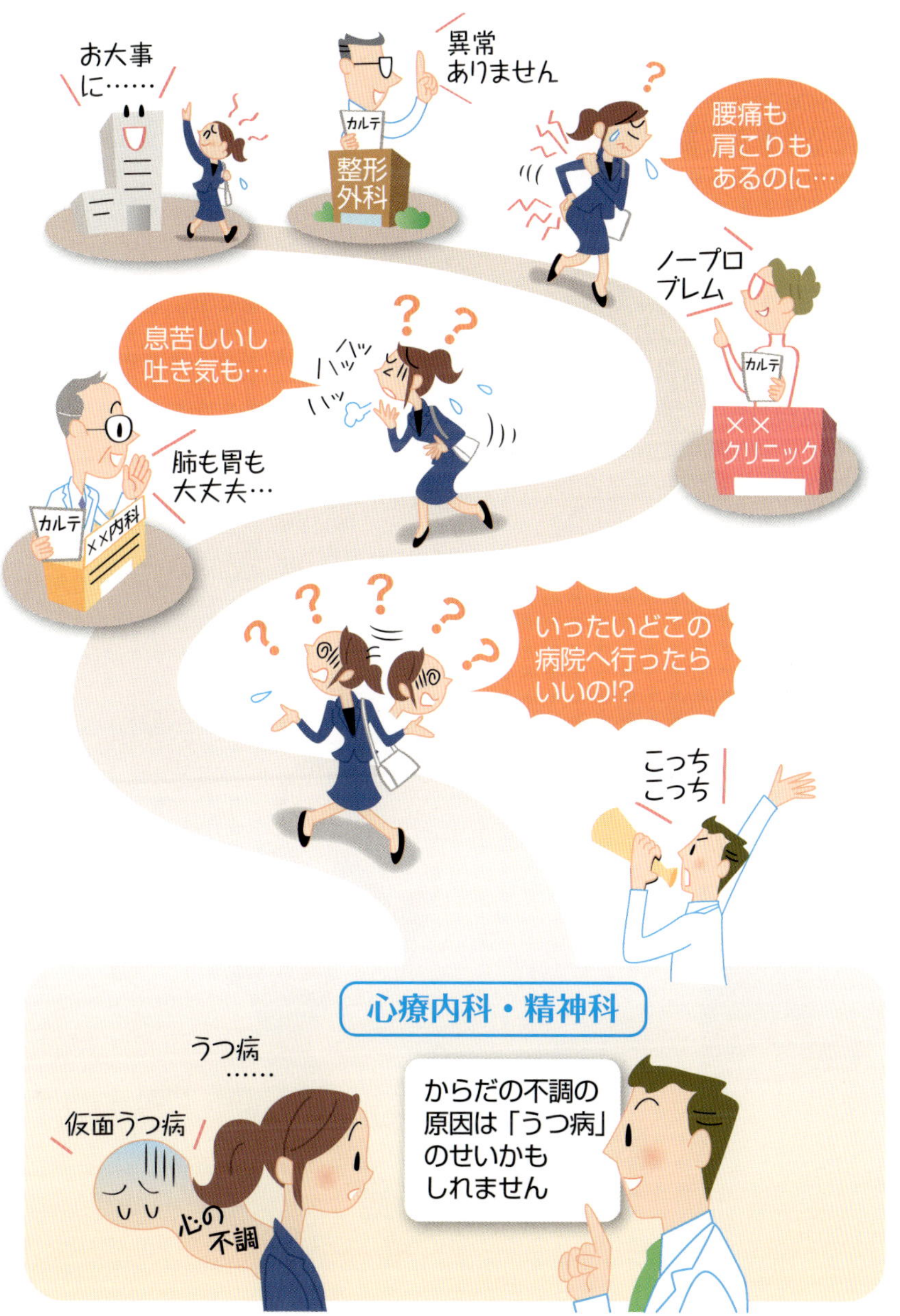
お大事に……
異常ありません
カルテ
整形外科
腰痛も肩こりもあるのに…
ノープロブレム
カルテ
××クリニック
息苦しいし吐き気も…
ハッハッハッ
肺も胃も大丈夫…
カルテ
××内科
いったいどこの病院へ行ったらいいの!?
こっちこっち
心療内科・精神科
うつ病……
仮面うつ病
心の不調
からだの不調の原因は「うつ病」のせいかもしれません

タイプ別・うつ病の特色

うつ病の患者さんの容態は、実に多種多彩です。抑うつエピソードに加えて特徴的な症状をともなうもの、特定の時期に症状が出現するものなど、さまざまなタイプがあります。うつ病には、原因別、重症度別など、さまざまな分類の仕方がありますが、まずは『DSM-5』の診断基準をもとに、うつ病をタイプ別にみていきましょう。

混合性のうつ病

抑うつエピソードの期間中に、気分が異常に高揚する「躁《そう》状態」がみられるものをいいます。抑うつと躁状態を交互にくり返すものは、「双極性障害」として、うつ病とは区別されていますが、同時期に2つの症状が現れる場合は、混合性のうつ病として扱われます。混合性のうつ病は、双極性障害に発展する重大な危険因子であることがわかっており、経過を慎重に診て行く必要があります。

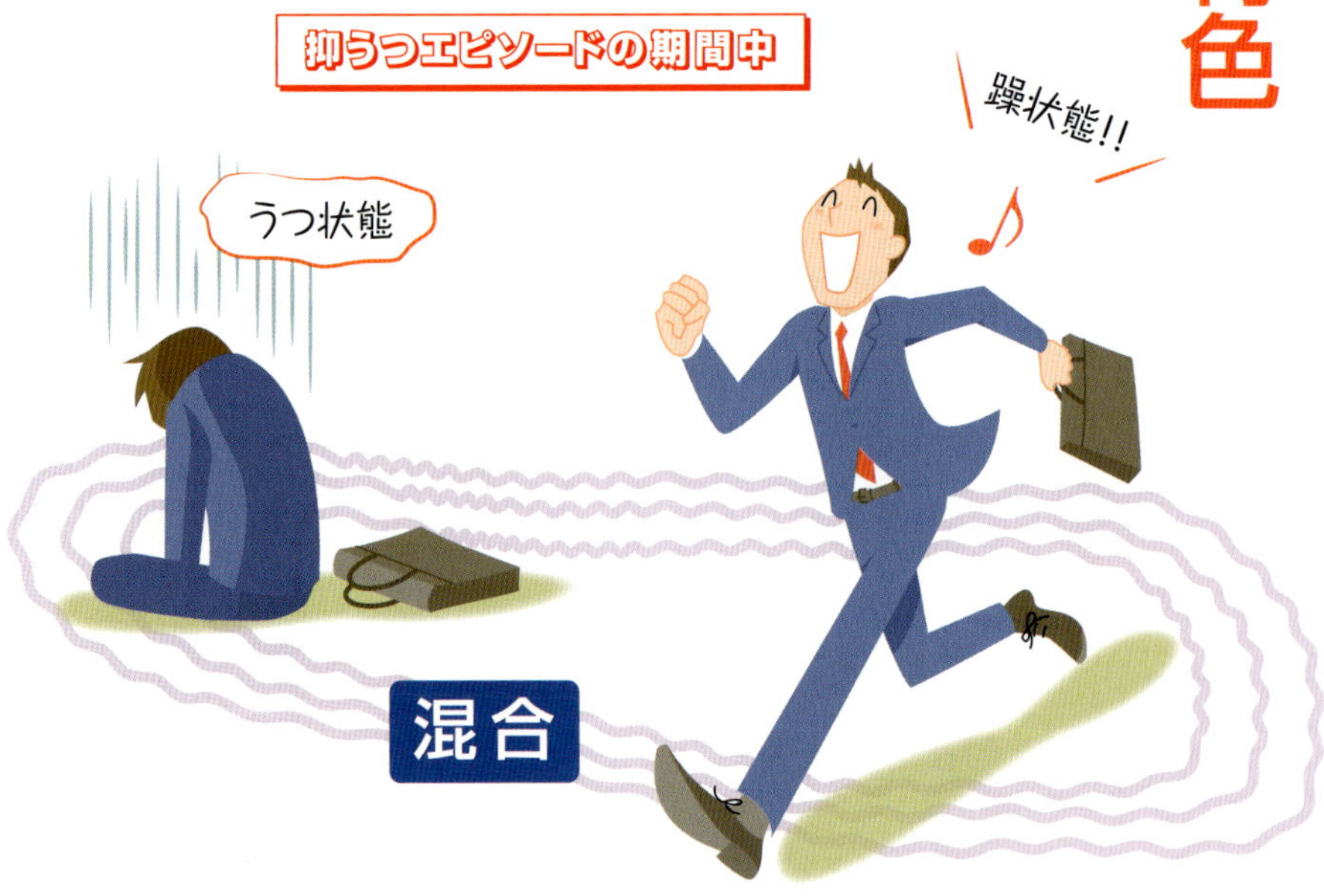

抑うつエピソードの期間中
うつ状態
躁状態!!
混合

いろいろあるうつ病のタイプと特色

不安性のうつ病

不安性の苦痛をともなううつ病です。以下の症状のうち、少なくとも2つ以上に当てはまるものをいいます。

チェックしてみよう!!

1 □
2 □
3 □
4 □
5 □

1 張りつめた感覚、または緊張がある

2 異常に落ち着かないという感覚がある

3 心配や不安のため物事に集中できない

4 何か恐ろしいことが起こるかもしれないという恐怖がある

5 自分をコントロールできなくなるという不安がある

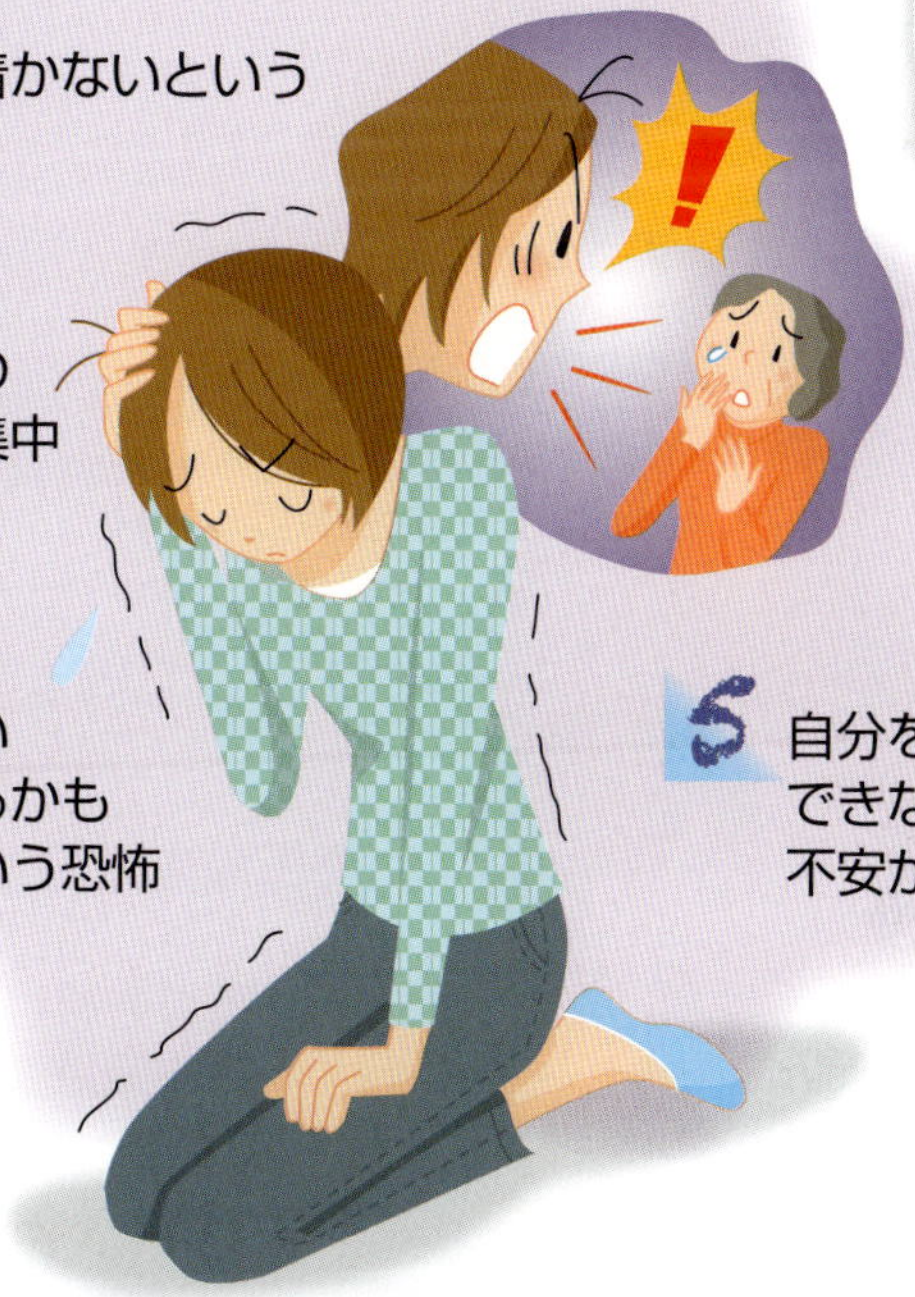

強い不安は、治療を困難にし、病状を長引かせる原因となる。また、自殺の危険性も高まるとされているので、正確な診断を受けることと、適切な治療計画のもと、焦らず治療を続けることが重要！

非定型のうつ病

このタイプは、楽しい出来事や何かいいことがあったときは、一時的に元気になれるのが特徴です。自分にとって好ましい環境が続いたときは、より長い期間にわたって気分良くいられることもあります。このような状態に加えて、以下の症状が2つ以上みられます。

チェックしてみよう!!

1 □
2 □
3 □
4 □

1 明らかな食欲増加または体重増加がみられる

2 眠りすぎる

3 からだが鉛のように重く感じる

4 周囲の人に「冷たくされた」と感じると、激しい失望や怒りを感じ、その相手との対人関係を悪くし、社会的活動や仕事に支障を来している

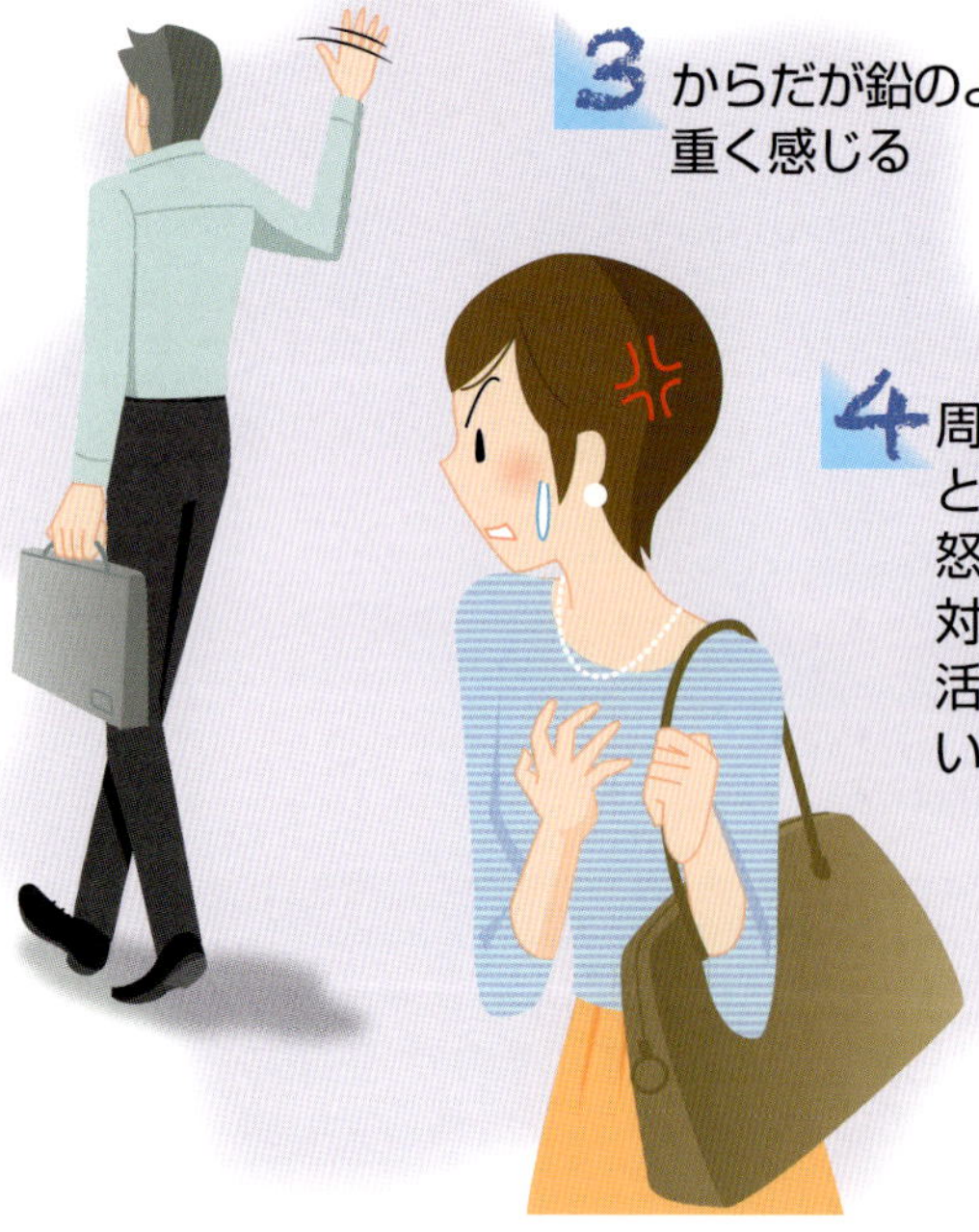

メランコリアをともなううつ病

重度のうつ病の1つのタイプで、抑うつエピソードがもっとも重症の時期にみられます。ほとんどすべての活動に喜びを感じられず、何かいいことがあったときに一時的に気分が良くなることもなく、かつ以下の症状のうち、3つ以上に当てはまります。

1. 深い落胆や絶望、空虚感など、はっきり他とは区別できる性質の抑うつ気分がある
2. 抑うつは決まって朝に悪化する
3. 通常の起床時間より少なくとも２時間早く目が覚める
4. 動作が鈍くなったり、口数が減ったり、声が小さくなったりしている。または焦燥感が強くなり、落ち着きなくからだを動かす（周囲の人にも異変が確認できる）
5. 明らかな食欲低下、または体重減少がみられる
6. 根拠もないのに必要以上に自分を責める

チェックしてみよう!!

1 □
2 □
3 □
4 □
5 □
6 □

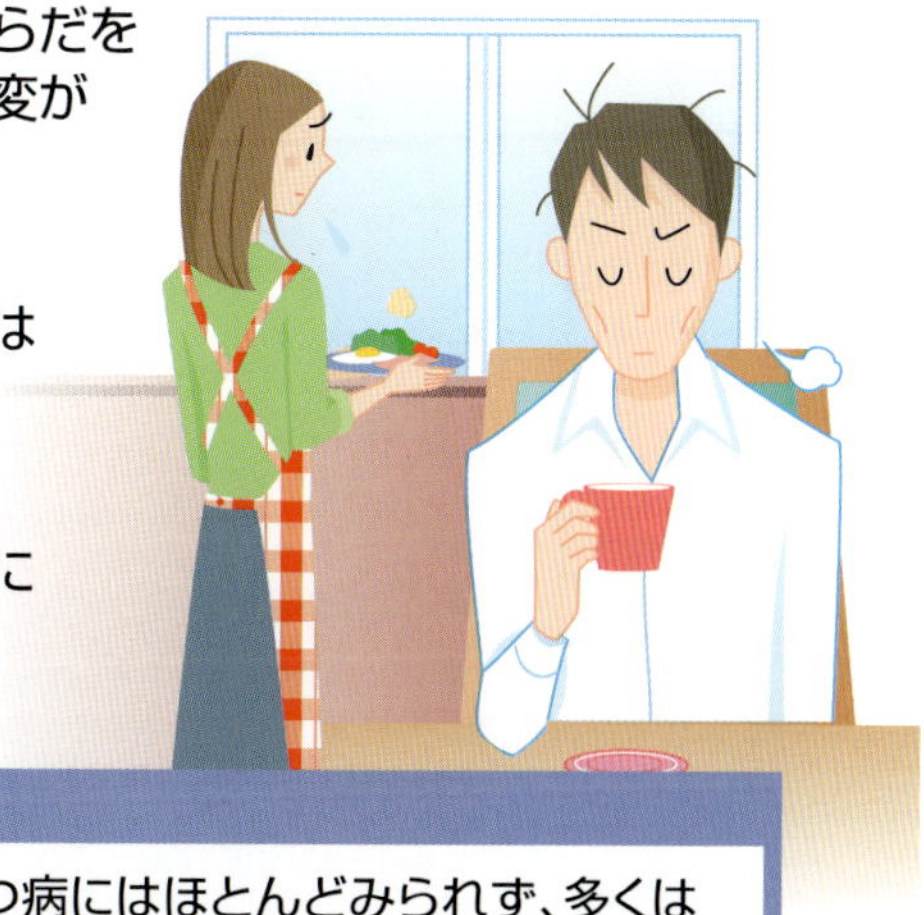

このタイプは、軽度のうつ病にはほとんどみられず、多くは入院を必要とする重度の患者さんにみられる。また、精神病性のうつ病にも起こりやすいといわれている。抗うつ薬が有効であることが多いともされている

季節性のうつ病

　その名が示すように発症時期に規則性があり、1年のうち特定の季節になると抑うつエピソードが始まり、その季節が終わると症状も消えます。特徴的な症状としては、気力の減退、過眠、過食（とくに甘いものや炭水化物）、体重増加などが挙げられます。

　多くの場合、抑うつエピソードは秋または冬に始まり、春になって暖かくなると良くなります。ただし、毎秋いつも失業するなど、季節に関連した心理的なストレスがある場合は、季節性のうつ病とはみなされません。

　なぜ特定の季節にうつ病を発症するのか、くわしいことはわかっていませんが、日照時間が短いほど発症率が高くなることから、日光を浴びたときに脳内でつくられる「*メラトニン」という物質が関係しているのではないかと考えられています。

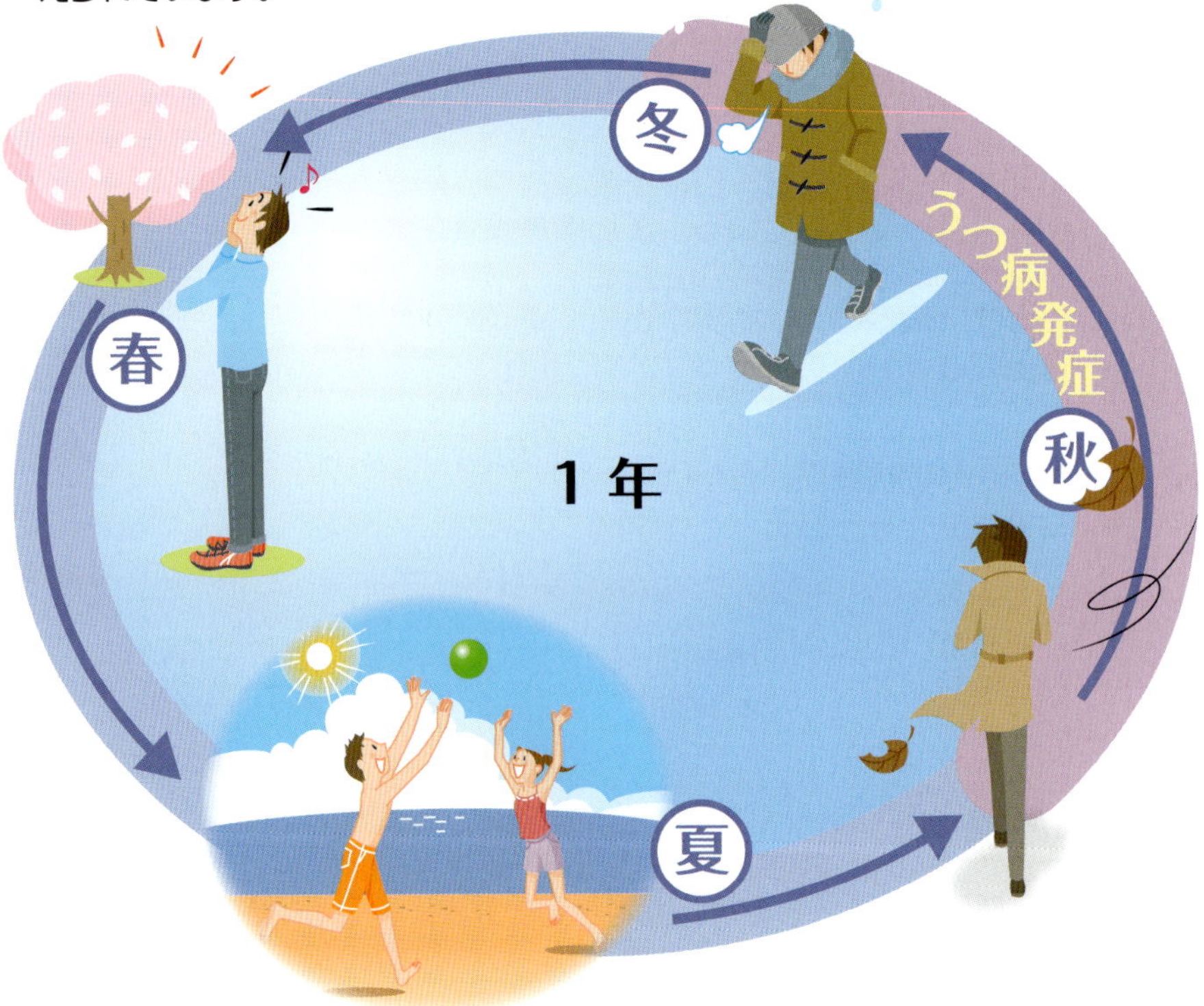

用語解説　メラトニン　脳の松果体《しょうかたい》と呼ばれる部分から分泌されるホルモン。睡眠と覚醒のリズムを整える働きをしている。

周産期のうつ病

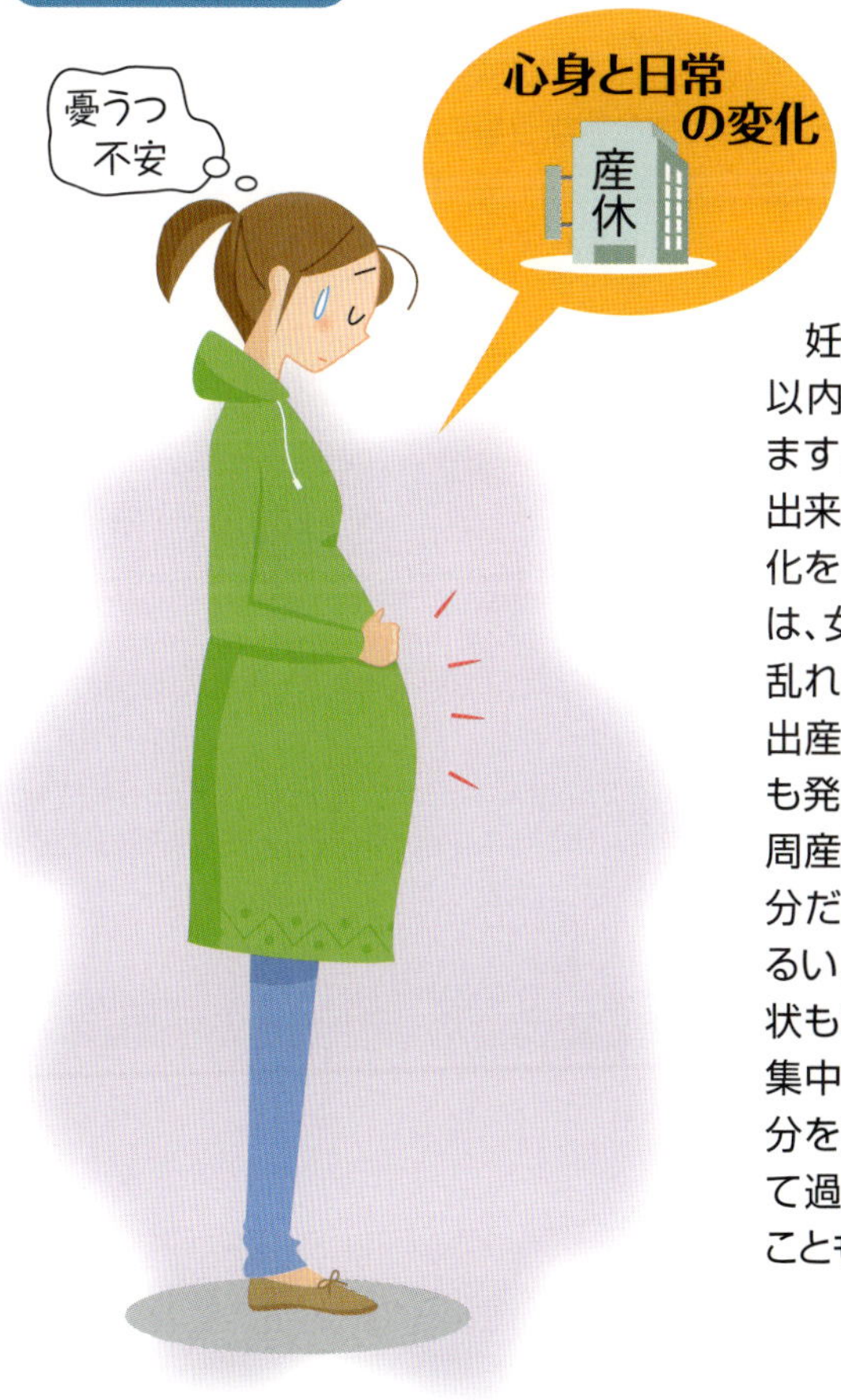

妊娠中、または出産後4週間以内に発症するうつ病をいいます。妊娠・出産はおめでたい出来事ですが、女性に大きな変化をもたらします。心身の不調は、女性ホルモンのバランスの乱れからも起こりますが、妊娠・出産という変化によるストレスも発症に深く関係しています。周産期のうつ病では、抑うつ気分だけでなく、疲れやすい、だるい、眠れないといった身体症状も現れやすく、育児や家事に集中できません。そのため、自分を強く責めたり、育児に対して過度の不安や恐怖心を抱くこともあります。

出産後の女性は、一時的に憂うつな気分になることがある。これは「マタニティ・ブルー」といって、うつ病ではない。マタニティ・ブルーの症状は比較的軽く、数日～数週間で自然に回復するが、マタニティ・ブルーからうつ病に移行することがあるので、注意が必要

緊張病性のうつ病

緊張病とは、「興奮」と無反応に陥る「昏迷《こんめい》」をくり返すものをいい、うつ病のなかには、まれに緊張病のような症状をともなうものがあります。

緊張病の症状には、からだが硬直して動かない、呼びかけても返事をしない、異様なまでに活発になる、目の前にいる人の動作や言葉をおうむ返しにまねるなどがあります。

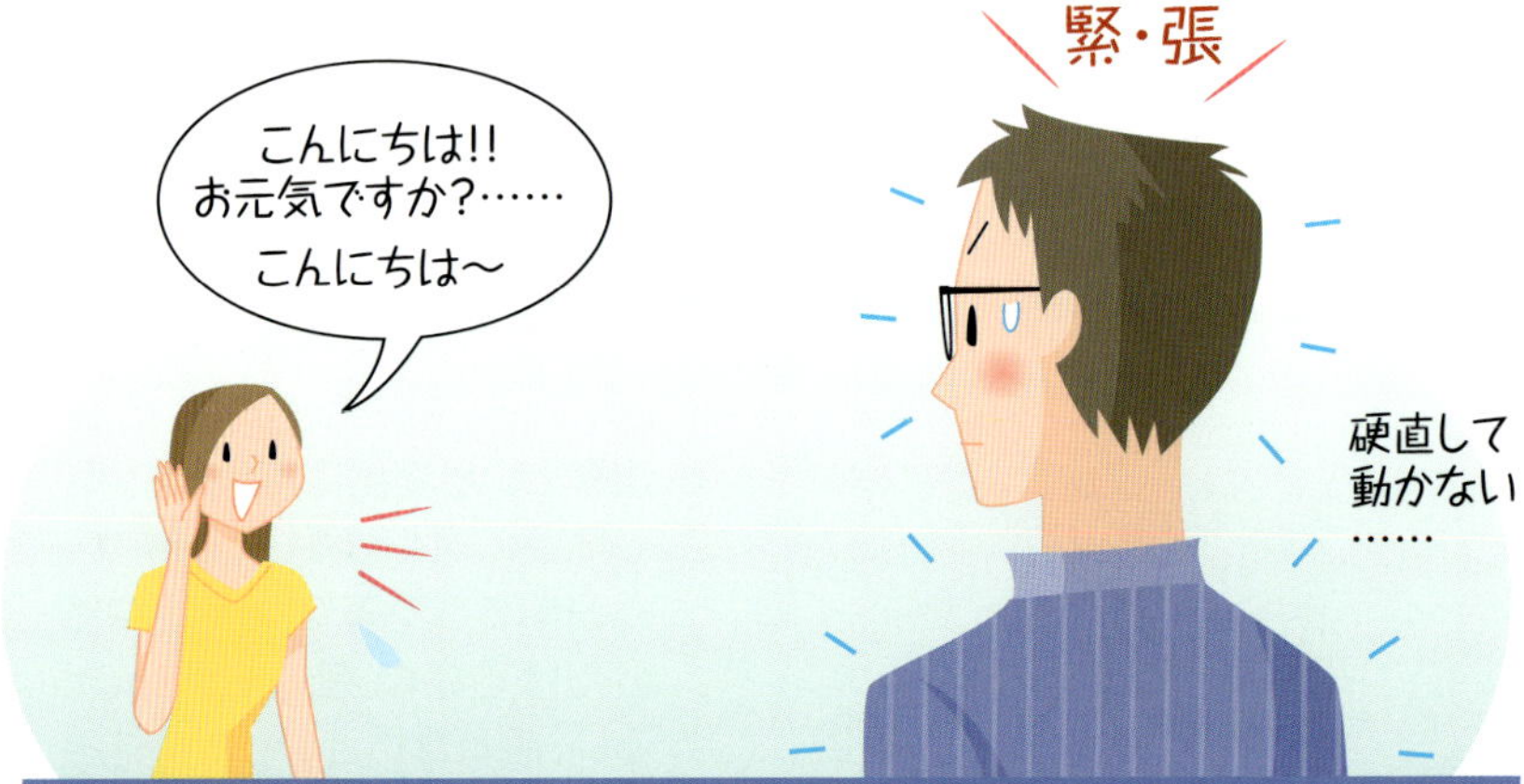
緊・張
こんにちは!!
お元気ですか?……
こんにちは〜
硬直して動かない……

呼びかけても返事をしない

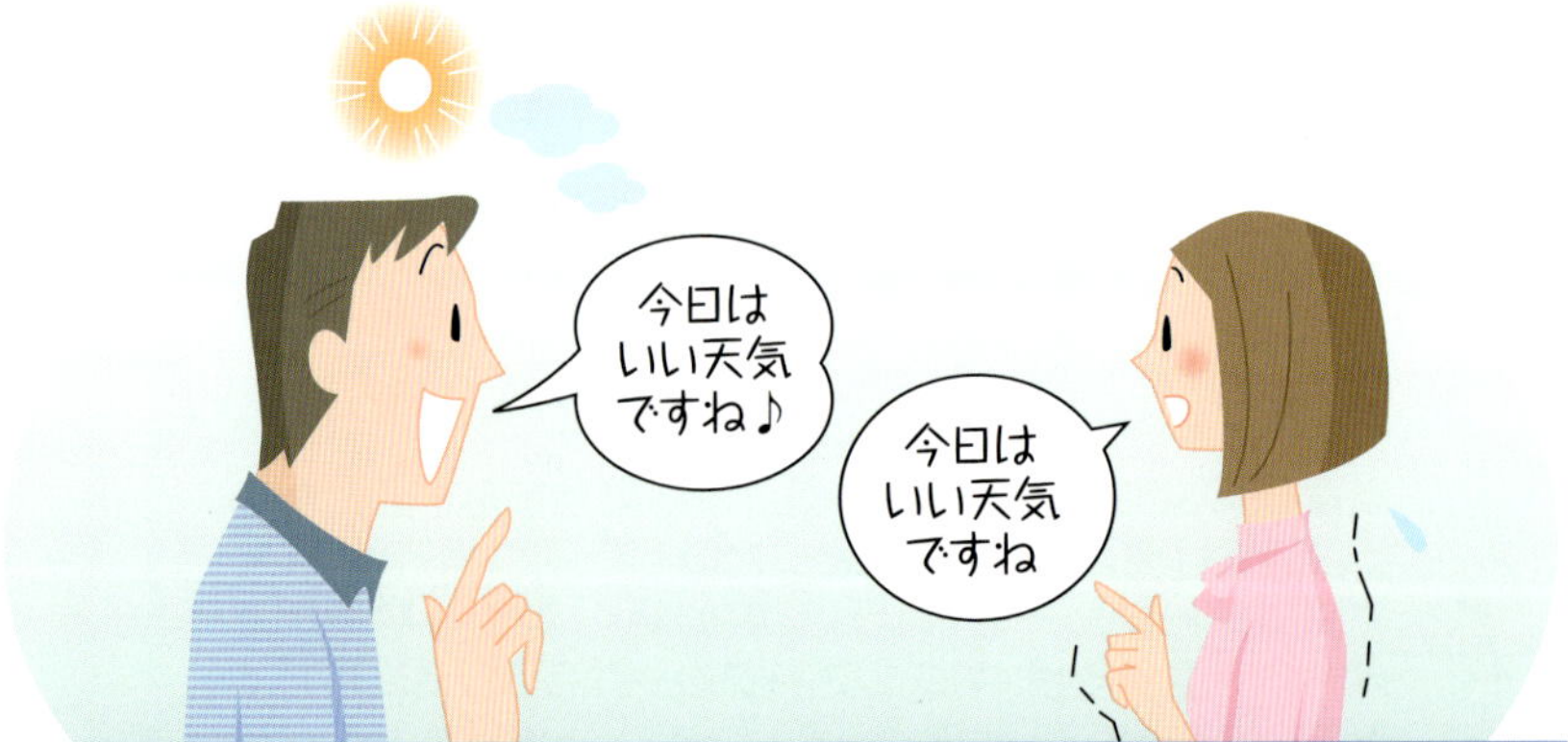
今日はいい天気ですね♪
今日はいい天気ですね

動作や言葉をまねる

いろいろあるうつ病のタイプと特色

精神病性のうつ病

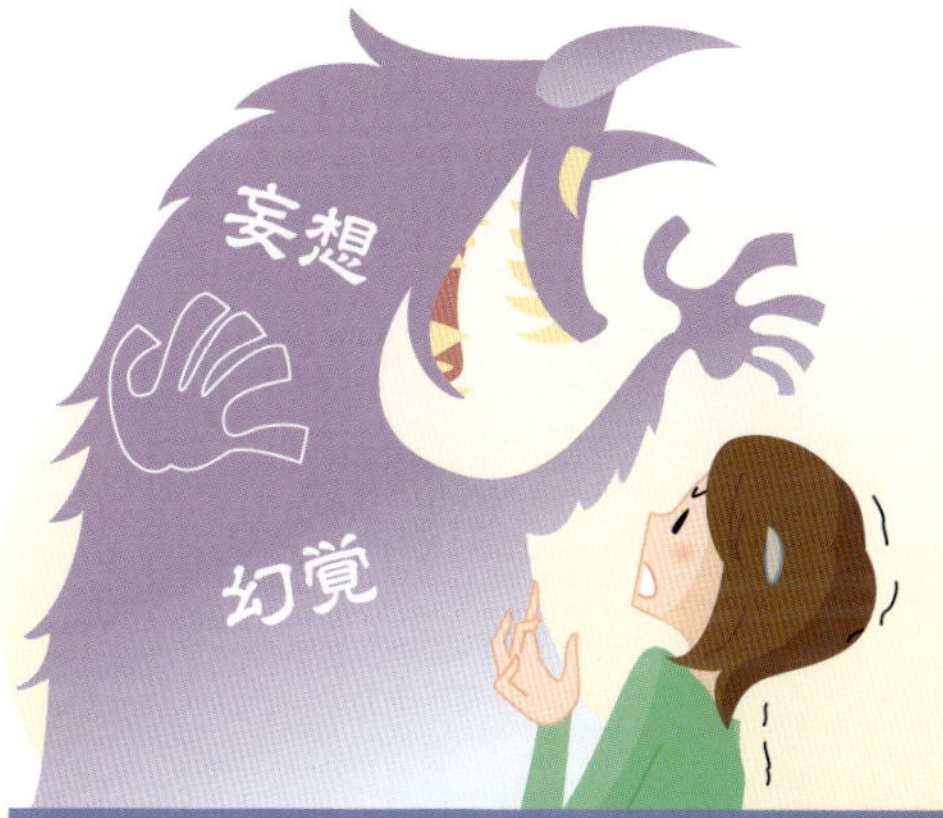

うつ病のなかでも、妄想や幻覚がみられるものをいいます。「あなたは死んだ方がいい」という声が聞こえる、「実際にはいない人や動物がみえる」こともあります。また、「周りの人にいじめられている」、「目にみえない力が自分を迫害している」、「自分のからだが腐り始めている」などといった妄想を抱くこともあります。

いるはずのない動物や人がみえる

ここまでは、抑うつエピソードに加えて、特定すべき特徴をともなううつ病をタイプ別に紹介してきました。なかには、タイプをすぐには特定できないものや、経過を診て行くうちに発見されるものもあります。しかし、これらの特徴をともなう場合は、それぞれ病状や経過が異なり、個々のタイプに応じた治療が必要になるため、正確な診断が求められます。

一方で、うつ病には初発なのか、再発なのかという分類の仕方もあります。初発の場合は、「単一性のうつ病」、再発の場合は「反復性のうつ病」とされます。抑うつエピソードが2回以上存在するものは反復性のうつ病とされますが、その場合、別々のエピソードとみなすには、抑うつエピソードの要件を満たさない期間が、少なくとも2ヵ月以上連続して存在しなければなりません。

ちなみに、先に紹介した「季節性のうつ病」は、反復性のうつ病の1つです。

うつ病の重症度をみてみよう

仕事や生活がストップする人、しない人

前項では、特定すべき特徴をともなううつ病と、症状の現れ方によるうつ病の分類をみてきました。次は、重症度による分類をみてみましょう。

『DSM-5』では、うつ病の重症度は「軽度」、「中等度」、「重度」の3つに分けられています。診断基準を満たすための必要最低限の症状はあるものの、それ以上の症状はほとんどみられないものは、軽度のうつ病です。軽度の場合、症状の強さも苦痛はともなうけれど、何とか対応できる程度です。また、その症状によって社会生活や日常生活に生じる支障はごくわずかです。

一方、重度のうつ病とは、診断基準に挙げられた症状のほとんどに当てはまるものをいいます。重度になると、症状はより強くなります。手に負えないほどの苦痛をともなうだけでなく、社会生活や日常生活に著しい支障を来します。

中等度のうつ病は、症状の数、強さともに軽度と重度の間になります。

うつ病とひと口にいっても、重症度によって症状のつらさや、仕事や日常生活への影響の仕方はずいぶんと違ってきます。「うつ病になったら、仕事も日常生活もまともに営めなくなるのでは？」と思われる人もいるかもしれませんが、そうではありません。たしかに重度のうつ病になると、社会生活や日常生活が困難になります。しかし、中等度よりも軽い患者さんは、本来の能力は発揮できないものの、仕事や日常生活がすべてストップするわけではありません。ただ、軽度のうつ病も適切な治療を受けないでいると、症状が悪化し、重度のうつ病に移行することがあり、早期の受診と適切な治療が重要です。

うつ病の重症度による分類

	症状の強さ	仕事・日常生活への対応
軽度	・診断基準の必要最低限の症状が認められる ・それ以上の症状はない	仕事・日常生活に生じる支障は少ない
中等度	・軽度と重度の中間（症状の数、強さ）	本来の能力は発揮しにくいが、仕事・日常生活がすべてストップすることはない
重度	・診断基準のほとんどが当てはまる ・手に負えないほどの苦痛をともなう	仕事・日常生活で著しい支障をきたす

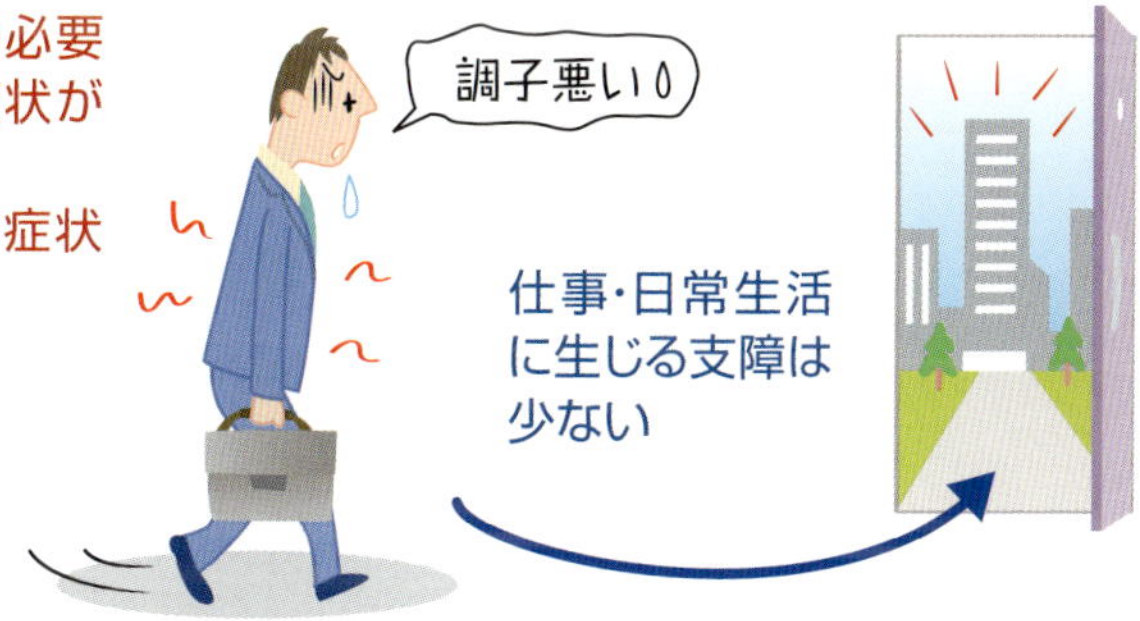
調子悪い０

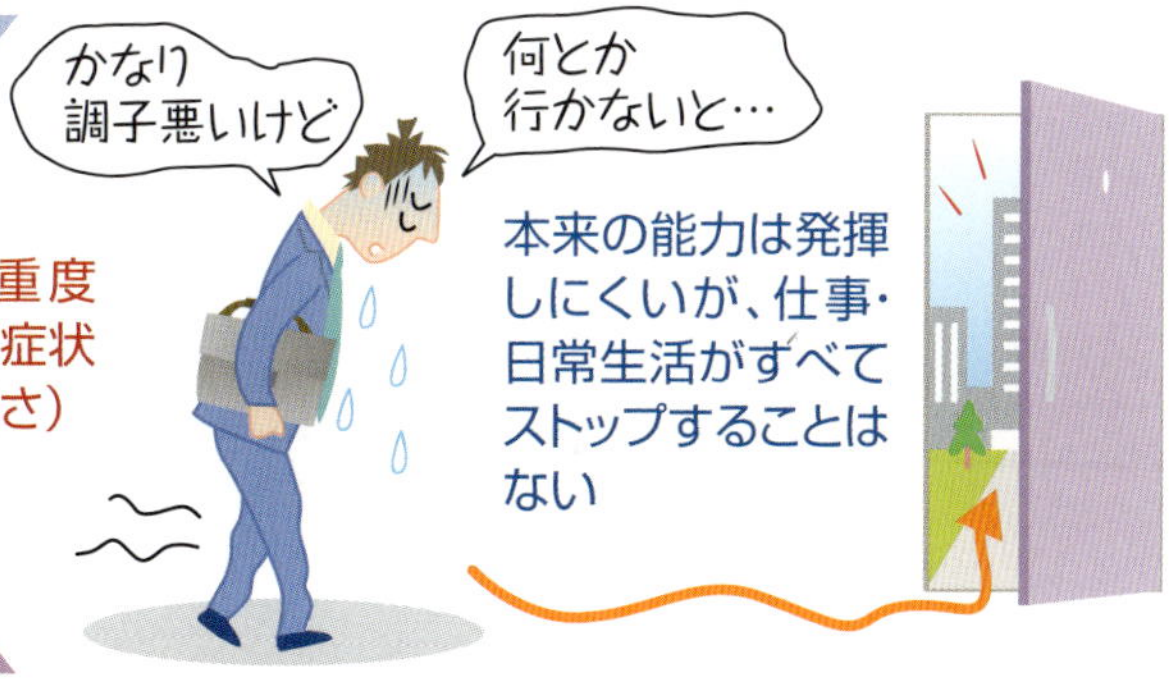
かなり
調子悪いけど
何とか
行かないと…

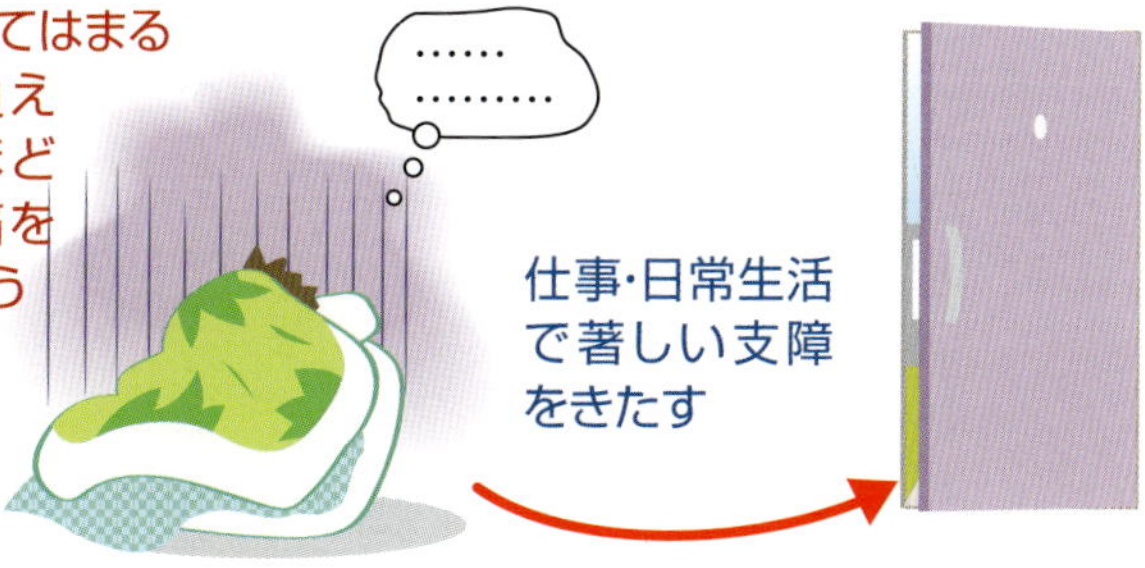

うつ病を招く危険因子

複数の因子が重なって発病する

うつ病にはさまざまなタイプがありますが、そもそもなぜうつ病を発症するのでしょうか？　実は、その原因は1つのことで説明できるものではありません。

うつ病の多くは、家族や親しい人との死別や離婚、失業などといったライフイベントのあとや、慢性的な過労状態にあるときなど、強いストレスを感じるような状況で発症します。しかし、同じような状況下にあっても、すべての人がうつ病を発症するわけではありません。その状況をストレスだと感じる人もいれば、そう思わない人もいるからです。また、多少のストレスを感じても、問題をうまく解決することで、うつ病にならない人もいます。

そこには、一人ひとりの性格が大きく関わってくるのですが、性格とは、生まれながらに持つ遺伝的な傾向だけでなく、幼少期の生育環境やこれまでの経験などが複雑に影響して形成されるものです。現在の性格だけをみて、これが原因だとするのは早急すぎます。

また、最近はうつ病に関係する遺伝子の研究も進んでいます。ただこれも、同じ遺伝子を持っていれば100％うつ病になるかといえば、そうではありません。うつ病は遺伝的素因と環境的素因が絡み合って発症するため、遺伝子はあくまでも危険因子の1つにすぎないのです。

うつ病の原因は、ストレスだけでも、性格だけでも、遺伝子だけでもありません。これら複数の危険因子が複雑に絡み合って発症すると考えられています。次頁からは、うつ病の危険因子*を一つひとつみていくことにしましょう。

用語解説　危険因子　ある病気にかかる危険性を増大させる可能性のある物事。危険因子が複数積み重なることによって、病気を引き起こす原因になることがある。

トラブル発生！　うつ病を発症する人、しない人

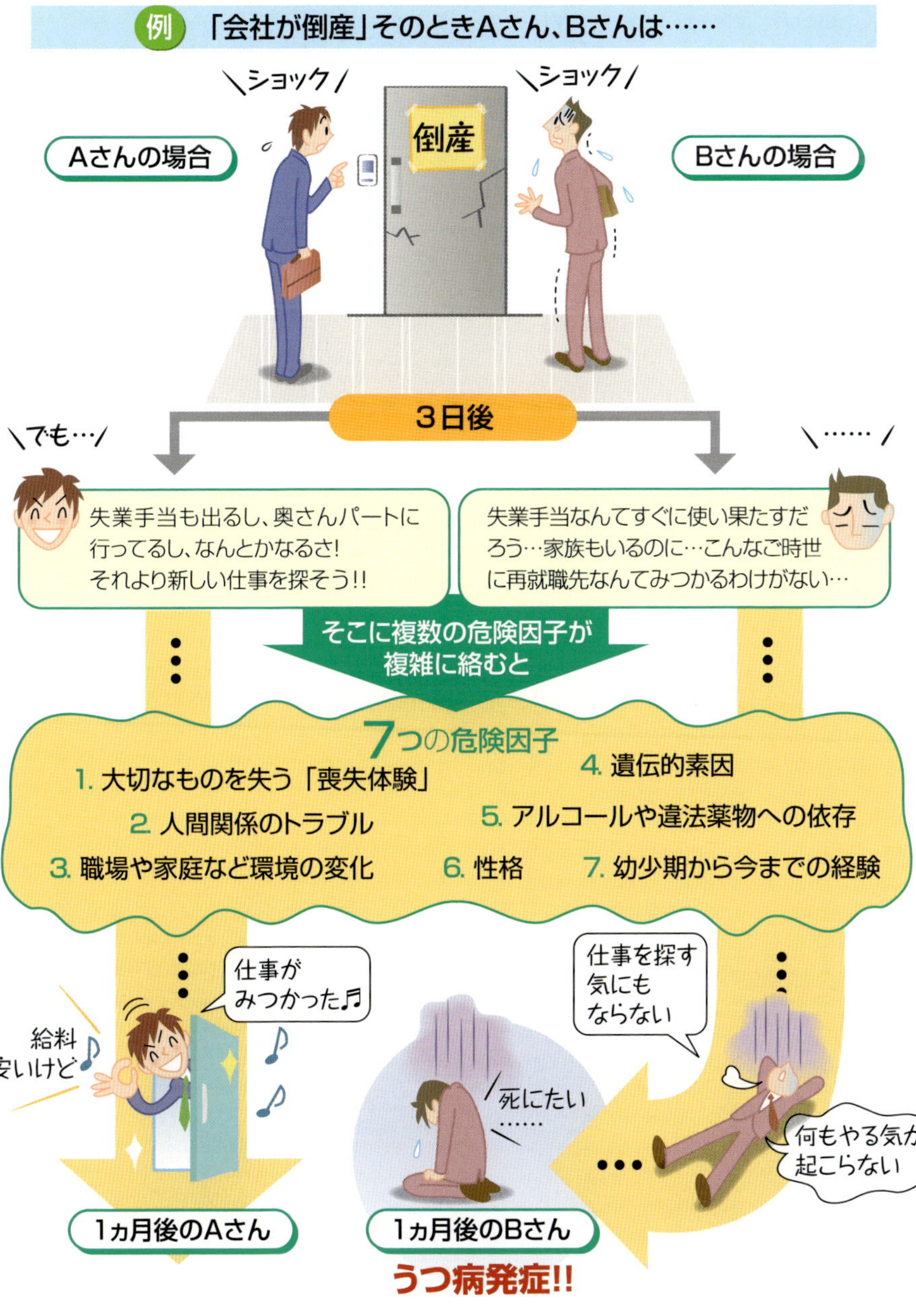
例 「会社が倒産」そのときAさん、Bさんは……
＼ショック／
＼ショック／
倒産
Aさんの場合
Bさんの場合
3日後
＼でも…／
＼…… ／
失業手当も出るし、奥さんパートに行ってるし、なんとかなるさ! それより新しい仕事を探そう!!
失業手当なんてすぐに使い果たすだろう…家族もいるのに…こんなご時世に再就職先なんてみつかるわけがない…
そこに複数の危険因子が複雑に絡むと
7つの危険因子
1. 大切なものを失う「喪失体験」
2. 人間関係のトラブル
3. 職場や家庭など環境の変化
4. 遺伝的素因
5. アルコールや違法薬物への依存
6. 性格
7. 幼少期から今までの経験
仕事がみつかった♬
給料安いけど
仕事を探す気にもならない
何もやる気が起こらない
死にたい……
1ヵ月後のAさん
1ヵ月後のBさん
うつ病発症!!

ストレスの蓄積と重圧

うつ病の原因はストレスだけではありませんが、うつ病の多くはストレスをきっかけに発症します。やはり、うつ病を語るうえでストレスを欠かすことはできません。

現代社会はストレスにあふれています。そのなかでもうつ病の引き金になりやすいのは、「大切な人やものを失う喪失体験」、「環境の変化」、「人間関係のトラブル」によるストレスです。

私たちは日々、さまざまなストレスにさらされていますが、非常に強いストレスを感じたときや、ストレスが蓄積されて過剰になったときに、うつ病のリスクが高くなります。

身内や親しい人の死などの喪失体験は、ストレスの強さとしては最大です。そのため、それだけでもうつ病発症のきっかけになることがあります。環境の変化では、結婚や出産、昇進、進学などのおめでたい出来事も、大きな変化は大きなストレスになることがあります。

人間関係のトラブルは、ストレスの強さとしては、それほど大きなものではないのかもしれませんが、職場や学校、家庭、近所づきあい、友人関係など、どこにでも起こりうるものです。また、人間関係は一度こじれると、なかなか修復できない場合が多々あります。たとえ小さなストレスでも、ストレスが蓄積されやすいといえるでしょう。

その他にも、経済的困窮や持病など、長期におよぶような問題は、慢性的なストレスをもたらします。このようなストレスが蓄積された結果、うつ病を発症することもあります。

ただ、ストレスに対する反応には個人差があり、同じような状況下にあっても、それをストレスと感じる人もいれば、ストレスを感じない人もいます。次に、ストレス反応を左右する「性格」についてみてみましょう。

蓄積されるストレス、増える重圧

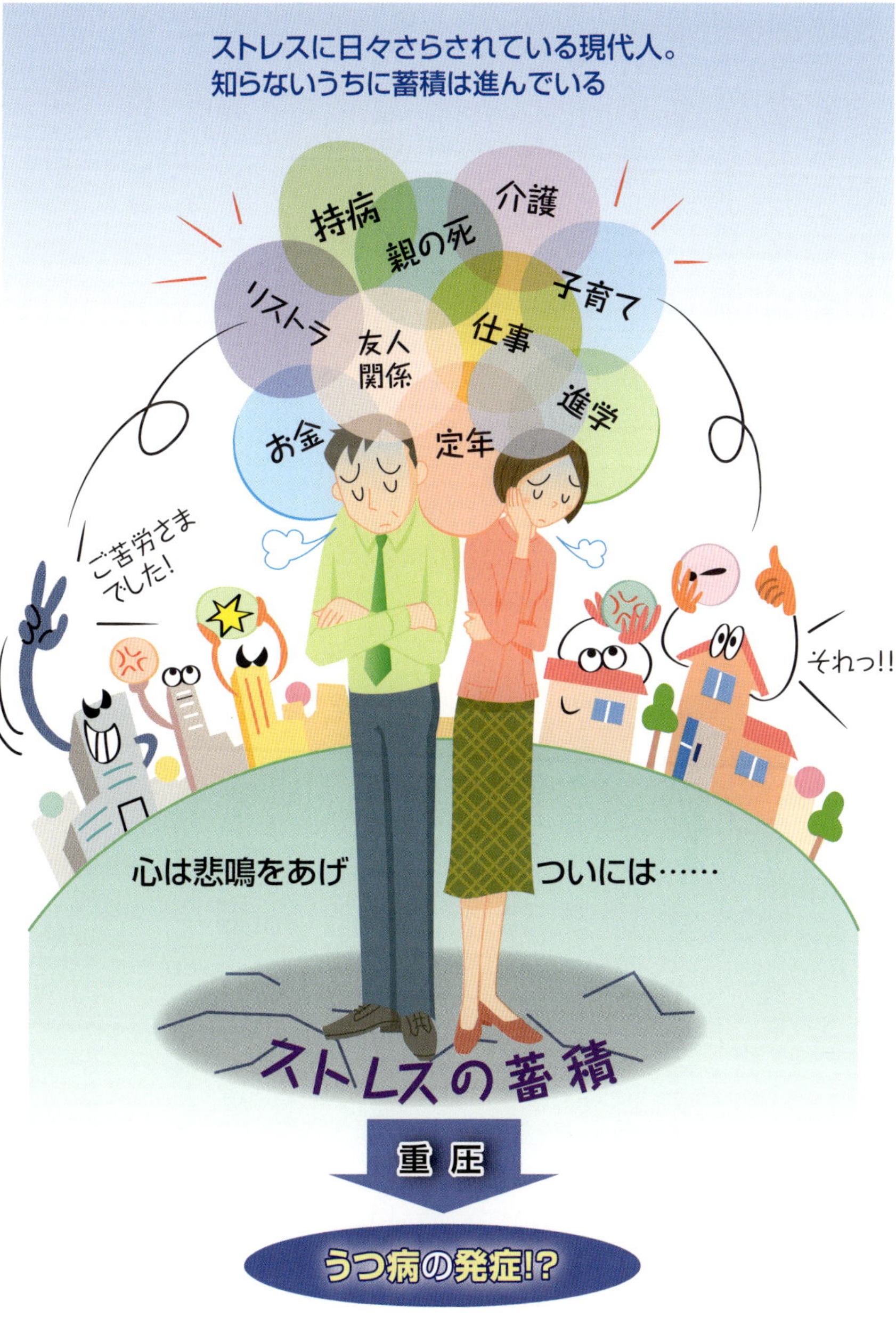
ストレスに日々さらされている現代人。
知らないうちに蓄積は進んでいる
持病
介護
親の死
リストラ
子育て
友人関係
仕事
進学
お金
定年
ご苦労さまでした!
それっ!!
心は悲鳴をあげ
ついには……
ストレスの蓄積
重圧
うつ病の発症!?

うつ病になりやすい性格がある？

うつ病と性格の関連については、精神医学界でも古くから研究されており、かつてはうつ病になりやすい〝性格傾向〟というものが言われていました。

その1つが、ドイツの精神病理学者・テレンバッハが提唱した「メランコリー親和型性格」です。この性格傾向の特徴は、生真面目で几帳面。責任感が強く、常識や秩序、規律を守ります。また、他人への気配りを忘れず、常に円満な関係を保とうとします。社会的にも評価されていることが多いのですが、その分、他人の評価が気になります。そして、何か問題が起こると非常に悲観的になり、自分を責める傾向があります。

もう1つは、日本の精神病理学者・下田光造《みつぞう》氏が提唱した「執着性格」です。特徴は、責任感や義務感が強く、仕事熱心、完璧主義、几帳面、凝り性などです。このような性格傾向の人は、1つのことに徹底して取り組み、弱音を吐きません。頼まれると断れない性格で、何でも1人で抱え込んでしまいます。

2つの性格傾向はどちらも責任感が強く、秩序を重んじるがあまり、物事に対して柔軟に対応することができません。そのため、ストレスを抱えやすく、発散もしにくいといえます。

こういった特徴から、うつ病を発症しやすい性格があると考えられた時代もあったのですが、時代の変化とともにうつ病の病態も変化し、このような傾向に当てはまらないケースも増えてきました。大きな枠組みとしては、今も「うつ病になりやすい性格傾向」という考え方は残されていますが、性格は大きな要因ではなく、あくまでも危険因子の1つに過ぎないということです。

次は、うつ病の原因を「遺伝」という観点から探ってみましょう。

うつ病発症と性格の関係

かつては、うつ病になりやすい〝性格傾向〟は以下の2つといわれていた

1 メランコリー親和型性格

生真面目で几帳面、責任感が強く、常識や秩序、規律を守る。気配り、円満な関係を大切にします！

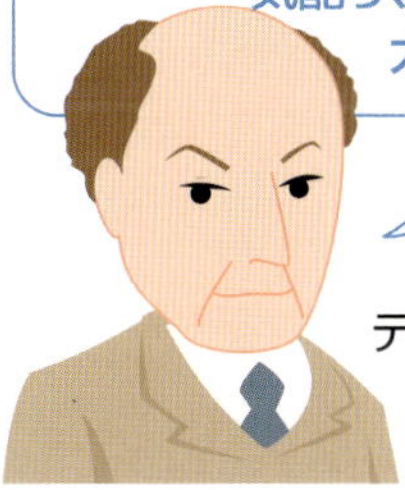

テレンバッハ

2 執着性格

責任感が強く仕事熱心、几帳面、凝り性など完璧主義者です！

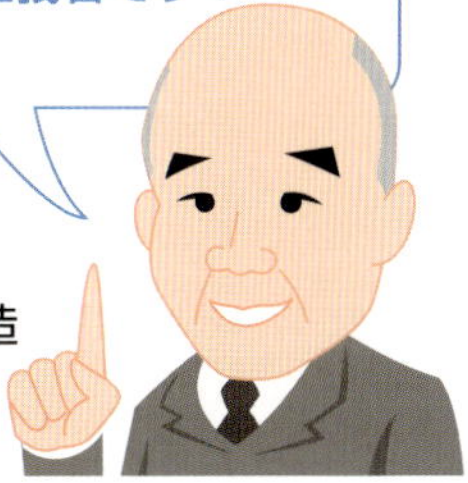

下田光造

共通する点は
真面目でいい人

ただし反面

「変化」に対し柔軟に対応することが苦手？

真面目でいい人が裏目に出ると……

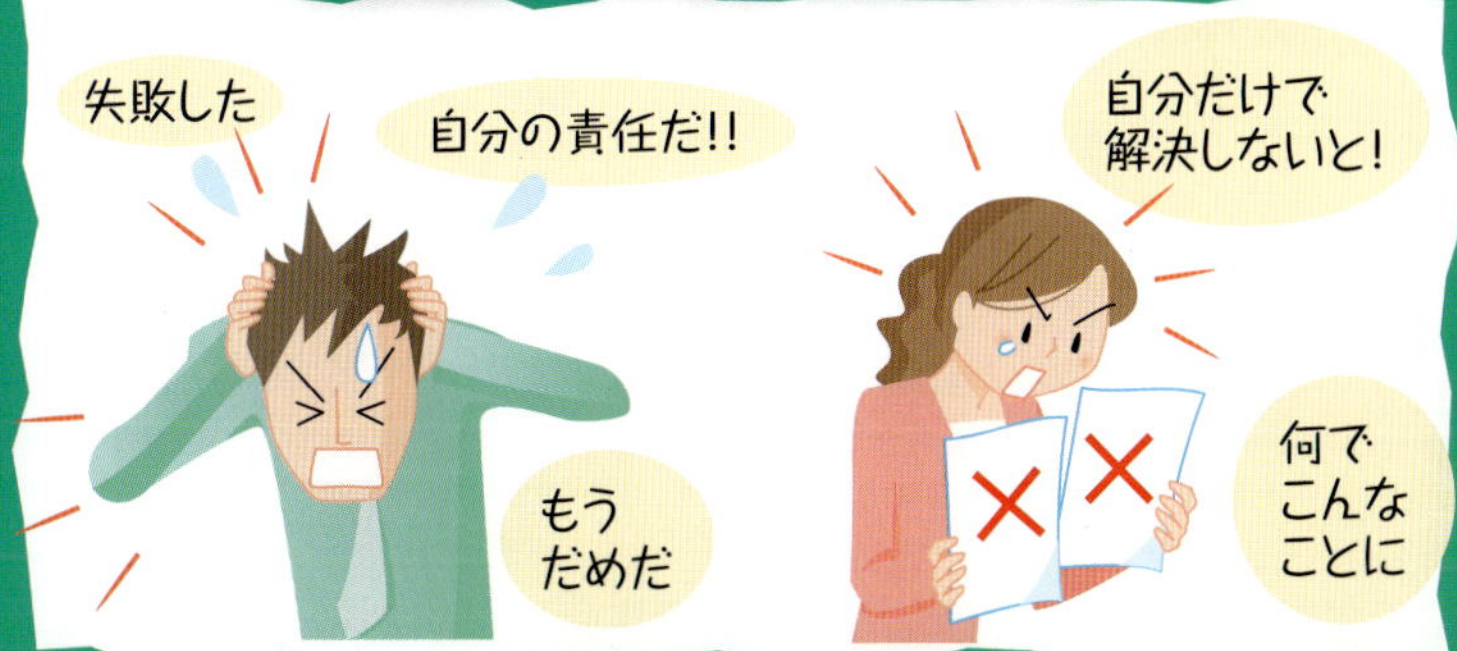
失敗した
自分の責任だ!!
もう
だめだ
自分だけで
解決しないと!
何で
こんな
ことに

この特徴からこの2つの性格は、うつ病を発症しやすいと考えられていた

今は、時代の変化とともに必ずしも当てはまらないケースも……

遺伝的要因もある

近年のさまざまな研究では、うつ病と遺伝は無関係ではないことがわかっています。親子や兄弟など二親等以内の血縁者にうつ病の人がいる場合、家族内での発症はそうでない家族にくらべて2~3倍高くなるといわれています。また、二卵性双生児よりも一卵性双生児の方がともに発症する確率が高く、一卵性双生児の場合、片方が発症するともう片方が発症する確率は50~70%にものぼるそうです。ただ、裏を返せば30~50%はうつ病にならないわけですから、やはりうつ病は遺伝的要因だけでなく、生まれ育った環境や経験などが絡み合って発症すると考えるべきでしょう。

一方で、最近は遺伝子レベルの研究も盛んに行われており、なかでも注目されているのが「セロトニントランスポーター説」です。精神の安定ややすらぎには、「セロトニン」という脳内物質が関わっています。その分泌を調節しているのが「セロトニントランスポーター遺伝子」と呼ばれる遺伝子で、性格形成にも関わっているといわれています。

この遺伝子には、SS型、SL型、LL型の3種類あり、LL型の遺伝子を持つ人はもっともおおらかで楽天的です。SS型の遺伝子を持つ人は、逆に不安を感じやすい人で、うつ病の発症リスクが高いとされています。アジア人は欧米人にくらべてLL型遺伝子を持つ人が少なく、日本人は全体の3%しかLL型遺伝子を持っていません。逆に、不安遺伝子とも呼ばれるSS遺伝子を持つ人が、世界でもっとも多い民族なのです。

とても興味深い説ですが、うつ病が100%遺伝子によるものだとしたら、日本人のほとんどがうつ病を発症してしまいます。実際には、人の性格を形成する要素として、遺伝子の役割は3分の1程度で、残りの3分の2は環境や経験がつくりあげるものだといわれています。

近年注目されている「セロトニントランスポーター遺伝子」

心の安定にはセロトニン（脳内物質）が関わっている。その分泌を調節しているのがセロトニントランスポーター遺伝子。S遺伝子とL遺伝子に分けられる

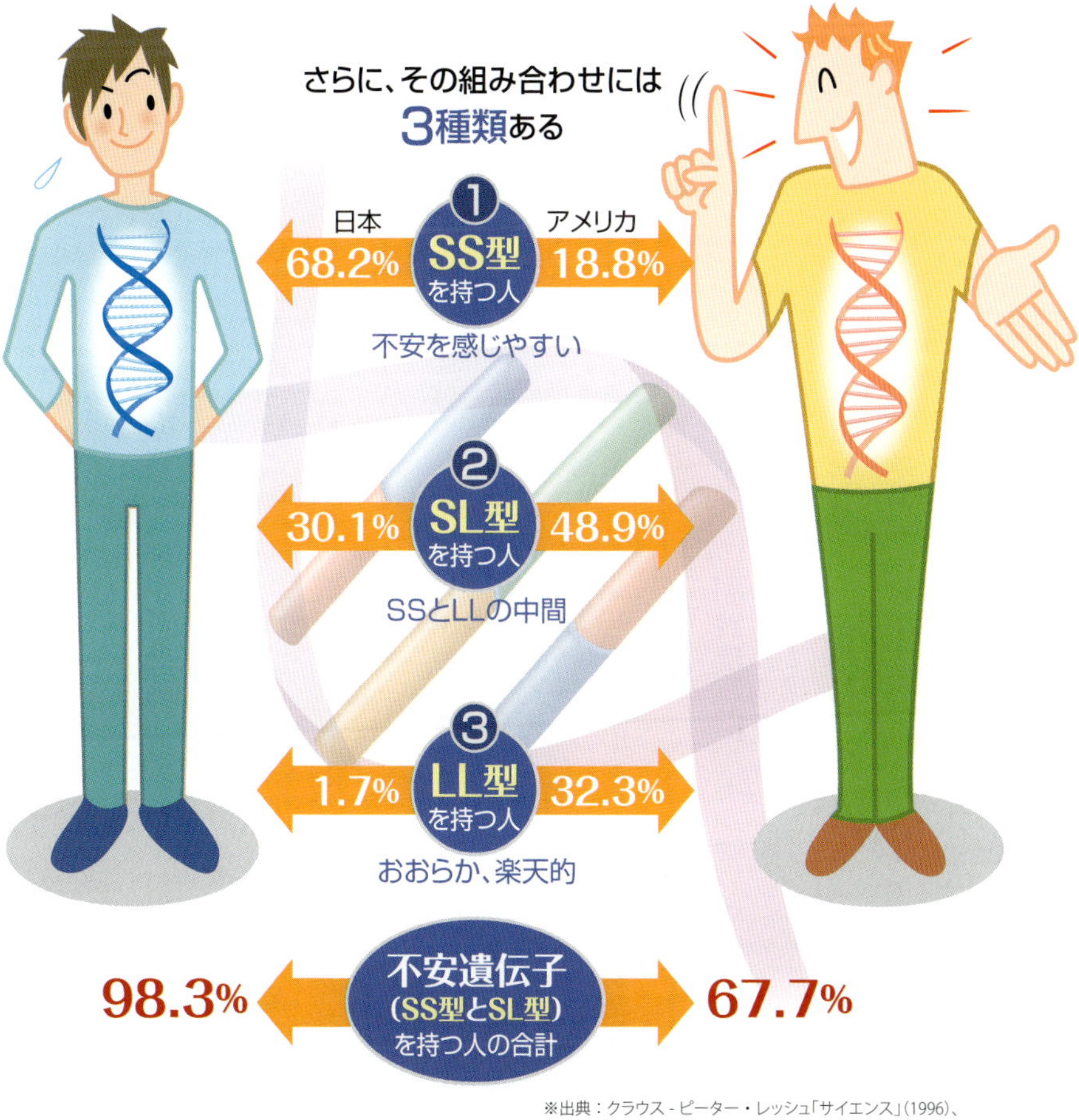
さらに、その組み合わせには
3種類ある
日本
アメリカ
① SS型を持つ人
68.2%
18.8%
不安を感じやすい
② SL型を持つ人
30.1%
48.9%
SSとLLの中間
③ LL型を持つ人
1.7%
32.3%
おおらか、楽天的
不安遺伝子（SS型とSL型）を持つ人の合計
98.3%
67.7%

※出典：クラウス - ピーター・レッシュ「サイエンス」(1996)、
中村敏昭「アメリカン・ジャーナル・オブ・メディカル・ジェネディスク」(1997)

ほとんどの日本人が〝不安遺伝子〟を持っている。しかし、日本人のすべてがうつ病になるわけではない。人の性格傾向は、遺伝子だけでなく、生まれ育った環境や経験がつくりあげるもの

からだの病気との関係

うつ病の危険因子としてもう1つ、からだの病気があります。

例えば、糖尿病は生涯にわたって食事療法などを続ける必要があるため、大きなストレスになります。このように慢性の持病があると、痛みなどの自覚症状に苦しんでいたり、治療経過が思わしくなかったり、予後に不安を感じたりと、常にストレスがのしかかります。ストレスから抑うつに陥り、うつ病になることがあるのです。

また、がんや心筋梗塞、脳卒中など、命に関わるような重大な病気と診断されたときは、そのショックが抑うつを招くこともあります。

一方で、うつ病の人の脳内では、何らかの機能的な不調が生じていることがわかっています（74頁）。この「脳の機能的な不調」は、体質やストレスのほか、からだの病気や、病気のために服用している薬の「生理学的作用」によってもたらされることがあります。

例えば、甲状腺機能低下症やバセドウ病、クッシング病などは、ホルモンの異常から脳の機能が阻害され、抑うつをもたらすと考えられています。また、パーキンソン病*やアルツハイマー病、脳卒中など、脳の働きの異常で起こる病気でも抑うつになることがあります。

抑うつをもたらす可能性のある薬としては、頭痛や関節痛、月経痛などに用いられる鎮痛薬や抗炎症薬、高血圧に用いられる降圧薬、肝炎の治療薬であるインターフェロン製剤、パーキンソン病の治療薬、副腎皮質ホルモン薬、経口避妊薬（ピル）などが挙げられます。

これらの抑うつは、『DSM-5』では「他の医学的疾患による抑うつ障害」、または「物質・医薬品誘発性抑うつ障害」というジャンルに分類され、うつ病とは区別されています。

用語解説　パーキンソン病　脳内の神経伝達物質の1つであるドーパミンが不足して起こる病気。手足のふるえや筋肉のこわばり、動作が非常に遅くなるなどの症状を示す。

からだの病気が抑うつを招く

からだの病気はうつの危険因子の1つ。ストレスから抑うつに陥り、うつ病になることがあるので要注意

例

糖尿病などの慢性の持病

食事療法、インスリン注射など生涯にわたる治療が抑うつを招く

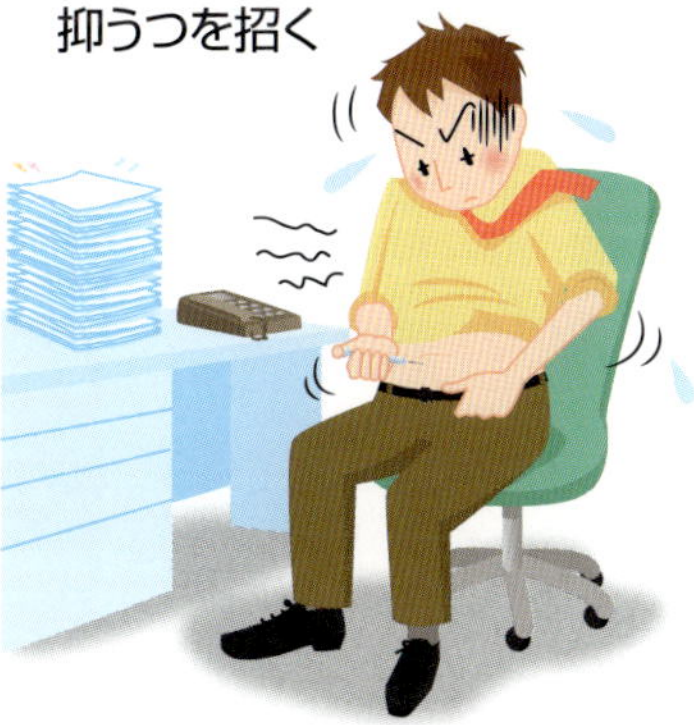

命に関わる重大な病気

がんや心筋梗塞など、そのショックが抑うつを招く

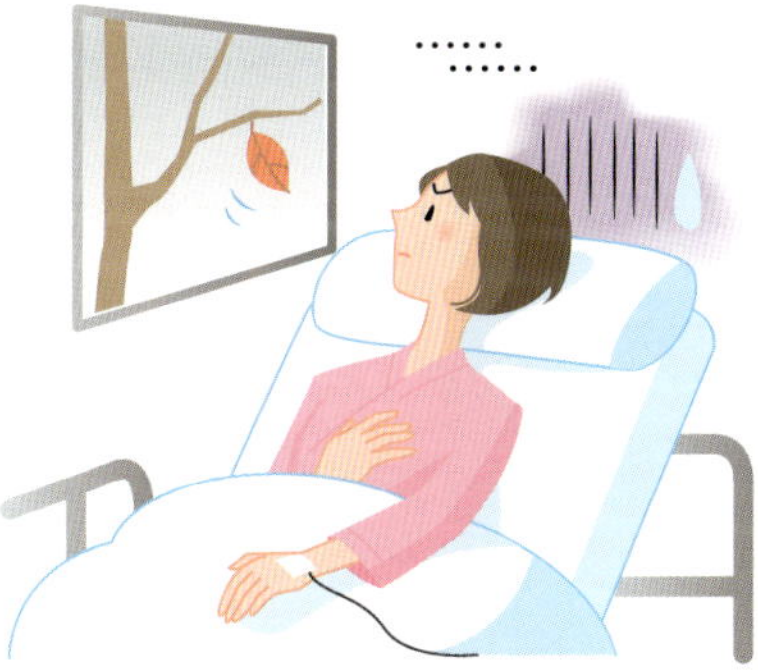

ホルモンや脳の働きの異常で起こる病気

甲状腺機能低下症、バセドウ病、クッシング病、またパーキンソン病、アルツハイマー病、脳卒中などでは、脳の機能が阻害され、抑うつを招く

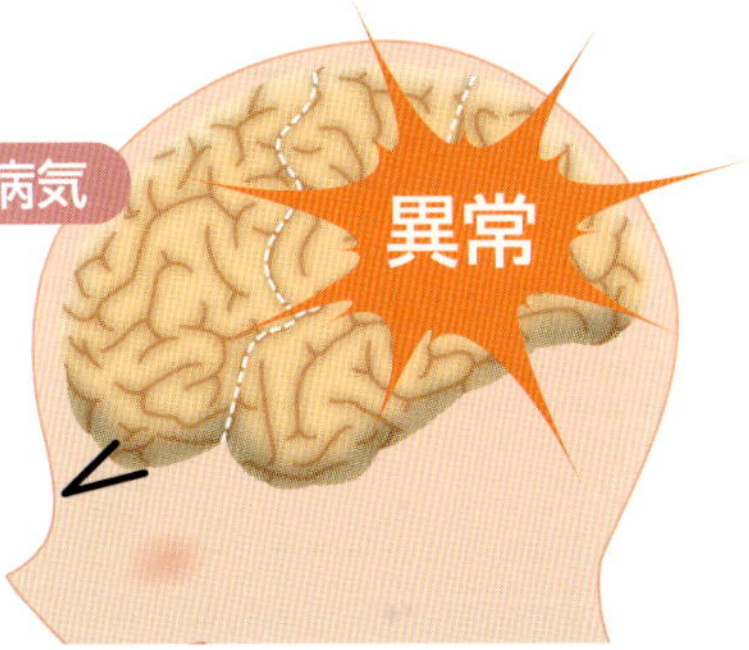

そのほか抑うつをもたらす可能性のある薬

鎮痛薬や抗炎症薬、インターフェロン製剤、パーキンソン病の治療薬、副腎皮質ホルモン薬、経口避妊薬（ピル）など。これらは「他の医学的疾患による抑うつ障害」、または「物質・医薬品誘発性抑うつ障害」というジャンルに分類される

うつ病は心＝脳の病気？

気分・感情をキャッチボールする脳の情報伝達機能

なぜうつ病を発症するのか？　その原因を探るために、前項まではうつ病をもたらす危険因子についてみてきました。本項では、脳科学の観点から、うつ病のメカニズムに迫ってみましょう。

第1章でも触れましたが、気分・感情＝心を司っているのは「脳」です。うつ病が気分や感情を損なう病気だとすれば、脳内で何らかのトラブルが起きていることが想像できます。実際に、うつ病の患者さんの脳には何らかの機能的な不調が生じていることがわかっており、現在は心の専門医らの間でも「うつ病は脳の病気」だとする考えが定着しています。

では、うつ病の患者さんの脳内では、どんなことが起こっているのでしょうか？　それを説明する前に、まずは脳の「情報伝達機能」について、簡単に理解していただきましょう。

私たちの脳のなかには、1千数百億個もの「神経細胞」があります。脳内では、これらの神経細胞が複雑なネットワークをつくりあげ、気分や感情といった情報を伝え合っています。

神経細胞を拡大してみると、無数の短いアンテナと、1本の長いアンテナがあります。短いアンテナは「樹状突起《じゅじょうとっき》」と呼ばれ、情報を受け取る役目を、長いアンテナは「軸索《じくさく》」と呼ばれ、情報を伝える役目を担っています。ただ、アンテナの先端をよくみると、ほかの神経細胞のアンテナとぴったりくっついているわけではありません。このつなぎ目は「シナプス」と呼ばれ、わずかな隙間があります。この隙間を「シナプス間隙《かんげき》」といいます。軸索はこのシナプスで「神経伝達物質」を放出し、これを樹状突起が受け取ることで、情報を伝えているのです。

気分や感情の〝情報〟はこうして伝えられる

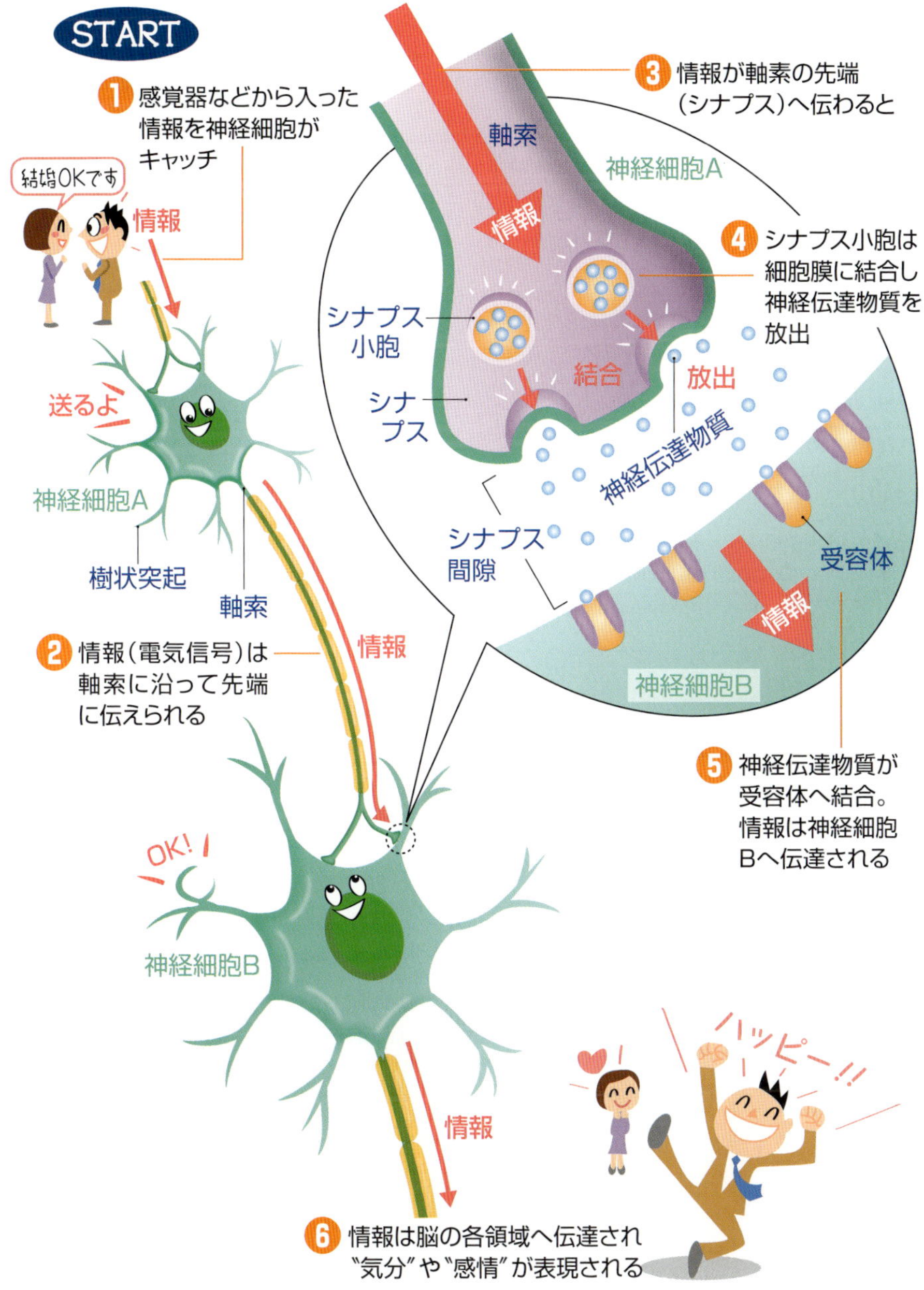
START
1 感覚器などから入った情報を神経細胞がキャッチ
結婚OKです
情報
送るよ
神経細胞A
樹状突起
軸索
情報
2 情報（電気信号）は軸索に沿って先端に伝えられる
3 情報が軸索の先端（シナプス）へ伝わると
軸索
神経細胞A
情報
シナプス小胞
シナプス
結合
放出
4 シナプス小胞は細胞膜に結合し神経伝達物質を放出
神経伝達物質
シナプス間隙
受容体
情報
神経細胞B
5 神経伝達物質が受容体へ結合。情報は神経細胞Bへ伝達される
OK!
神経細胞B
情報
ハッピー!!
6 情報は脳の各領域へ伝達され〝気分〟や〝感情〟が表現される

神経伝達物質の組み合わせで、気分や行動が決まる

神経伝達物質は現在、アセチルコリンやドーパミン、セロトニン、ノルアドレナリンなどさまざまな種類が発見されています。その中で気分・感情や、それらに基づく行動に関わるとされているのが、「ドーパミン」「セロトニン」「ノルアドレナリン」です。これらはその構造上の共通点から、「モノアミン」と総称されています。

そして、うつ病発症の原因がこのモノアミンに起因しているとする学説が、「モノアミン仮説」です。モノアミン仮説では、モノアミン（ドーパミン、セロトニン、ノルアドレナリン）が不足することによって、脳内の情報伝達機能が阻害され、うつ病を発症するのではないかとされています。

モノアミンのそれぞれの働きから具体的にみると、セロトニンが不足すると感情や意欲、食欲や性欲などが低下しやすく、不安感が高まります。ノルアドレナリンは、意欲や気力、判断力、集中力などに関与しているといわれています。抑うつに陥っているときは、セロトニンとノルアドレナリンが極端に不足していることがわかっており、うつ病の治療ではモノアミンを増やす効果のある薬が有効なことから、この仮説が生まれました。

しかし、モノアミン仮説だけで、うつ病のメカニズムをすべて説明できるわけではありません。

そこで、最近は、「ＢＤＮＦ仮説」という学説も注目されています。これまで脳の神経細胞は、新しく生まれ変わることはないと思われていましたが、脳の記憶や感情を司る「海馬《かいば》」という部位では、神経細胞の新生が起こっていることがわかりました。しかし、うつ病の患者さんでは、この細胞新生に関わる「ＢＤＮＦ」*というたんぱく質が不足しており、海馬の神経細胞も減っているため、うつ病の発症にはＢＤＮＦの減少が関係しているのではないかと考えられています。

用語解説 BDNF 「Brain Derived Neurotrophic Factor（＝脳由来神経栄養因子）」の略。脳の神経細胞に栄養を送って、神経細胞を成長・発達させると考えられている。

モノアミン（神経伝達物質）仮説とは

うつ病発症の原因がモノアミン（ドーパミン、セロトニン、ノルアドレナリン）の不足に起因しているとする学説

健康な脳の情報伝達

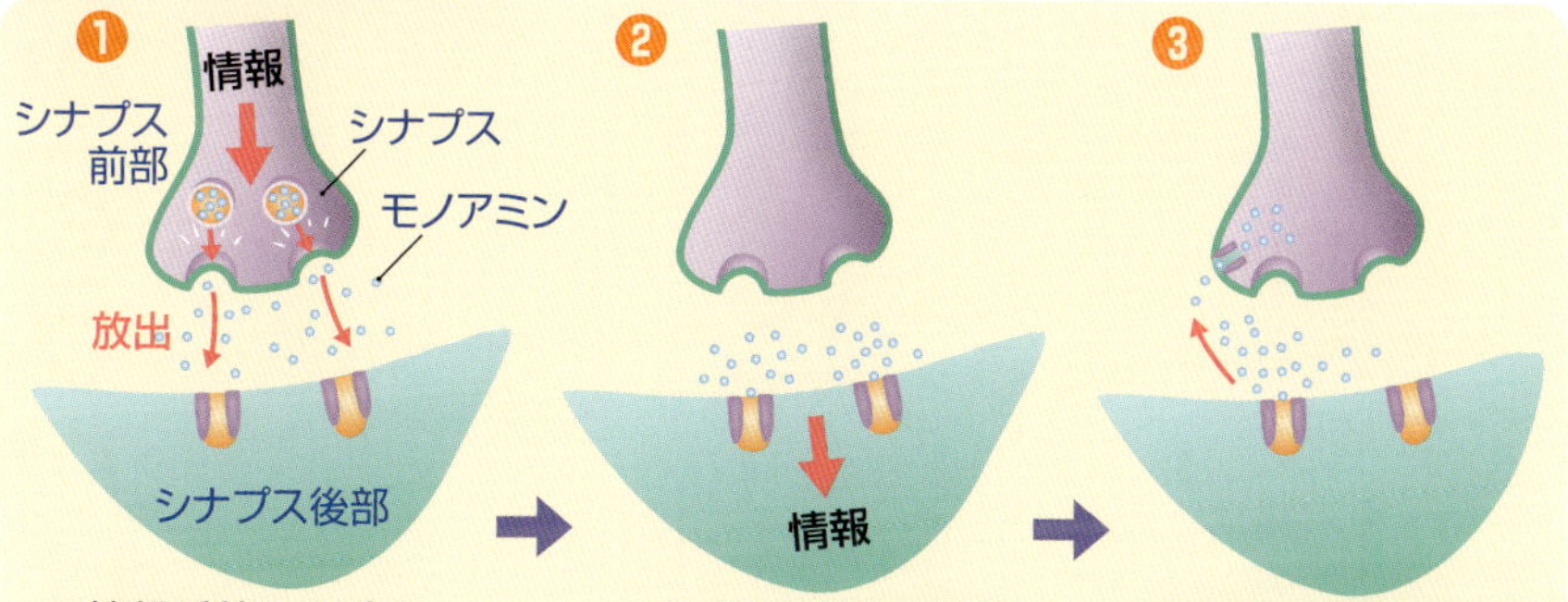
1
情報
シナプス前部
シナプス
モノアミン
放出
シナプス後部
2
情報
3

情報が前シナプスに伝わると、モノアミンが放出される

モノアミンは次の神経細胞の後シナプスに結合、情報を伝える

情報を伝え終えたモノアミンは再び前シナプスに取り込まれる

モノアミン仮説

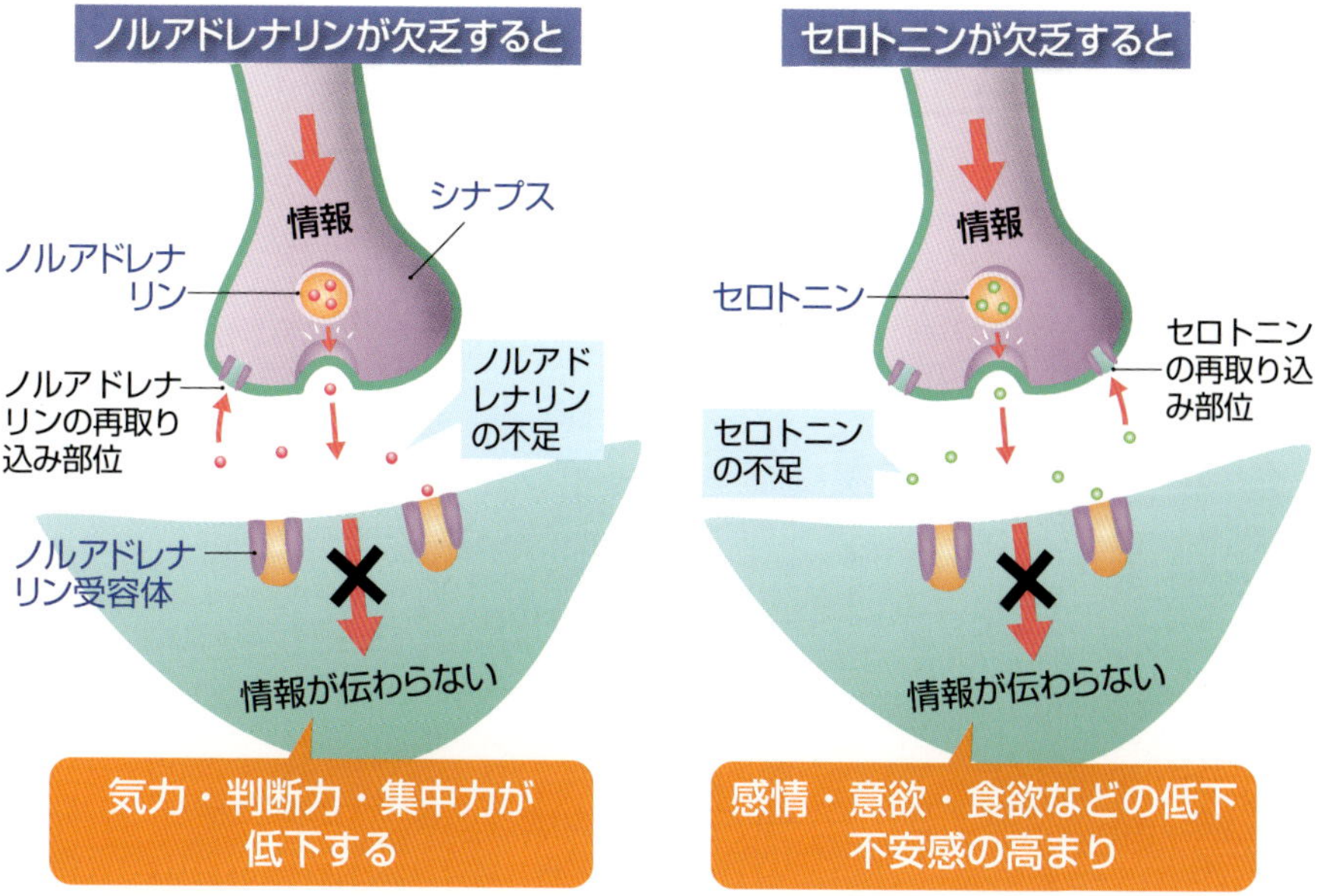
ノルアドレナリンが欠乏すると
情報
シナプス
ノルアドレナリン
ノルアドレナリンの再取り込み部位
ノルアドレナリンの不足
ノルアドレナリン受容体
情報が伝わらない
気力・判断力・集中力が低下する
セロトニンが欠乏すると
情報
セロトニン
セロトニンの再取り込み部位
セロトニンの不足
情報が伝わらない
感情・意欲・食欲などの低下
不安感の高まり

うつ病かどうかは、まず検査から

医療機関で行う、うつ病の検査

うつ病の症状から分類、現在わかっている原因までを紹介してきましたが、読者のみなさんのなかには、「症状や分類、危険因子などに当てはまるものがあるな」と思っている人もいるかもしれません。しかし、その症状がうつ病なのかどうかは、くわしい検査をしてみないとわかりません。

うつ病を正確に診断するのは、実は心の専門医でも難しいといわれています。抑うつという症状は目にはみえません。診断の大きな手がかりは、患者さんの訴えにあるといってもよいでしょう。

医師は慎重に問診や面接を進め、うつ病かどうかを判断します。うつ病の診断基準を満たしたとしても、そこには特定すべき特徴をともなっていないか、からだの病気が潜んでいないか、服用中の薬が作用していないかなどを見極めなければなりません。そのためには、血液検査や心理検査、心電図やX線検査などが行われることもあります。

さらに近年は、「MRI（核磁気共鳴画像）」や「SPECT（単一光子放射断層撮影）」、「光トポグラフィー」など、検査技術が進歩し、脳内で生じている現象を画像としてとらえることができるようになりました。うつ病の患者さんの脳内では、「モノアミン仮説」や「BDNF仮説」でいわれている機能的な不調以外にも、脳の血流量が低下していたり、脳に構造的な変化が起きていたりといった不調や変化がみられます。これらの検査では、そういった不調や変化を目でみて確認することができます。

患者さんの症状などによって、必要となる検査は異なりますが、ここではうつ病の診断のために行われる検査について、ひと通り紹介しておきましょう。

くわしい検査でうつ病の原因を見極める

X線検査

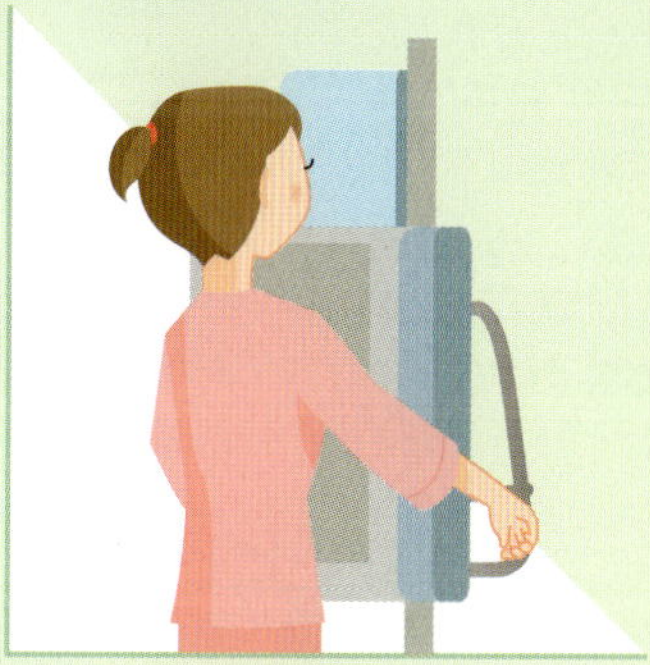

からだの病気が潜んでいないかを調べるために行われることがある。心臓や呼吸器の病気などがわかる

まずは問診・面接から

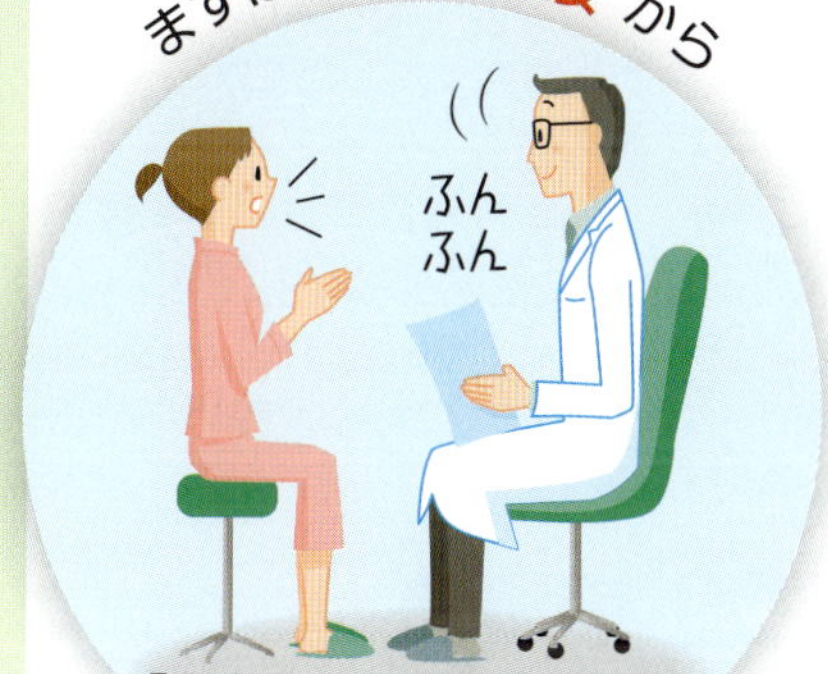

「患者さんの訴え」を聞き、診断の手がかりにする

心電図

心臓を動かす心筋の働きを調べる検査。狭心症や心筋梗塞、不整脈などの有無がわかる。うつ病の治療薬のなかには、心臓に影響を及ぼすものもあるため、その薬を使えるかどうかを調べたり、治療の過程で副作用を調べるために行われることもある

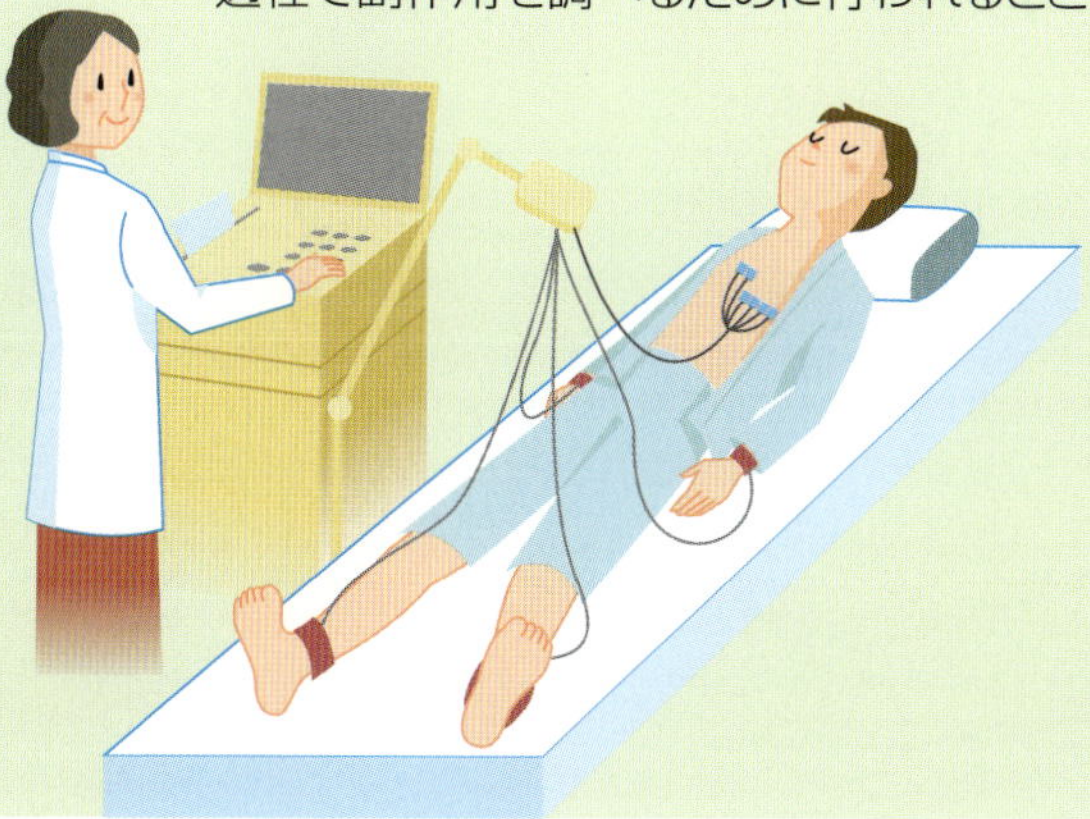

光トポグラフィー検査

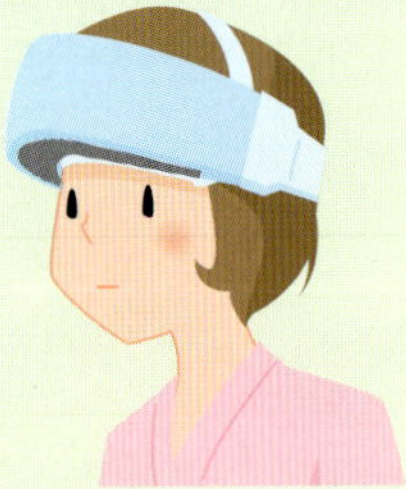

頭に近赤外線を当てて、脳の血流量の変化を可視化する検査。脳の血流のパターンは健常、うつ病、双極性障害などによって特有のパターンがあり、うつ病を客観的に鑑別できる。ただし、一般的な問診による診断名との一致率は約75%といわれ、検査結果は単独で用いるのではなく、あくまでも診断補助として用いられる。なお、平成26年度より保険適用となったが、この検査を受けられる医療機関は少ない

血液検査・尿検査

全身の状態を調べるためのもっとも基本的な検査。血液や尿の成分を分析することで、糖尿病や甲状腺機能低下症など、抑うつをもたらす病気の有無などを調べることができる

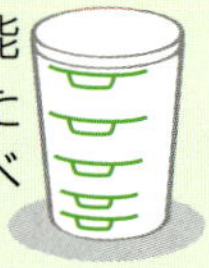

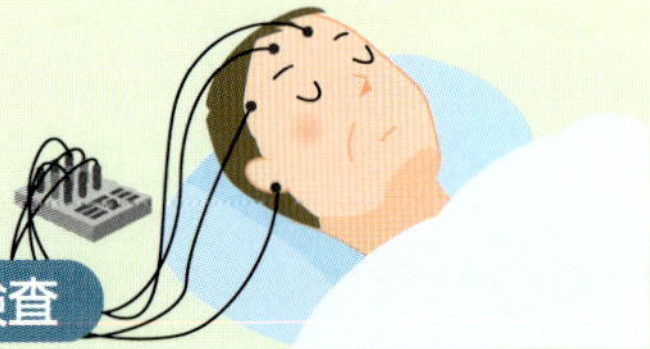

脳波検査

脳の微細な電気的活動を調べる検査。てんかんなど、脳の器質的異常による病気との鑑別に役立つ

MRI（核磁気共鳴画像）

電磁波を使って、脳の内部をさまざまな角度から撮影する。X線やCTよりも鮮明な画像が得られ、アルツハイマー病など脳の病気の鑑別に役立つ

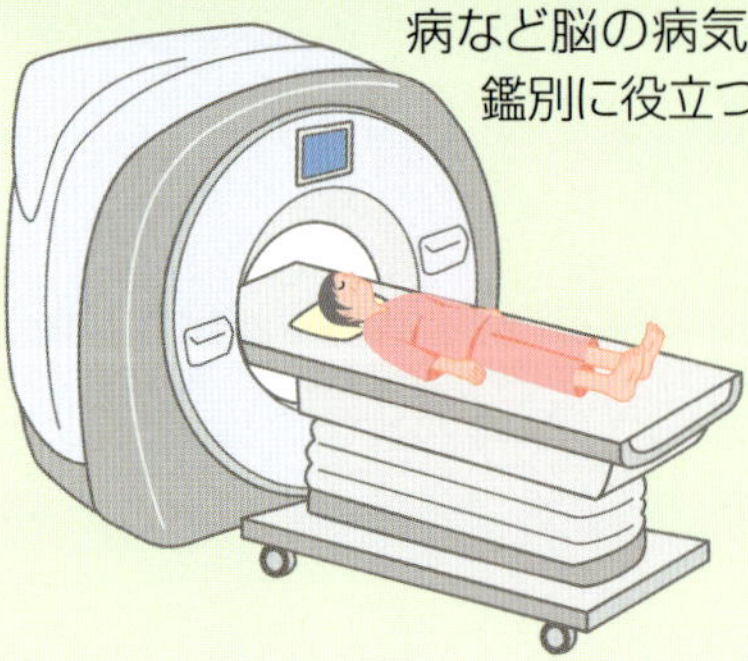

CT（コンピュータ断層撮影）

X線とコンピュータを使って、脳の内部を輪切りにした状態の断面図を画像化する。脳の萎縮《いしゅく》などがわかる。アルツハイマー病などとの鑑別に役立つ

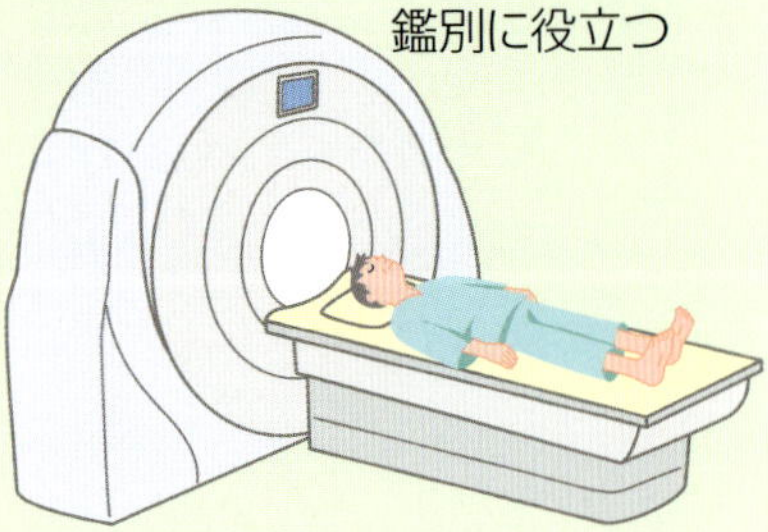

心理検査

患者さんの心理状態をはじめ、症状の有無や程度、幸福度や生活の質、社会適応度など、うつ病の全体像をとらえるために行う検査。心理検査のみで診断を行うことはなく、診断の補助として用いられる。心理検査には、人格検査や知能検査、各種臨床評価尺度を用いたテストなどが含まれ、質問形式のものもあれば、自己記入式のものもある。医療機関によって、行う検査や用いる評価尺度は異なるが、通常は複数の検査や評価尺度が用いられる

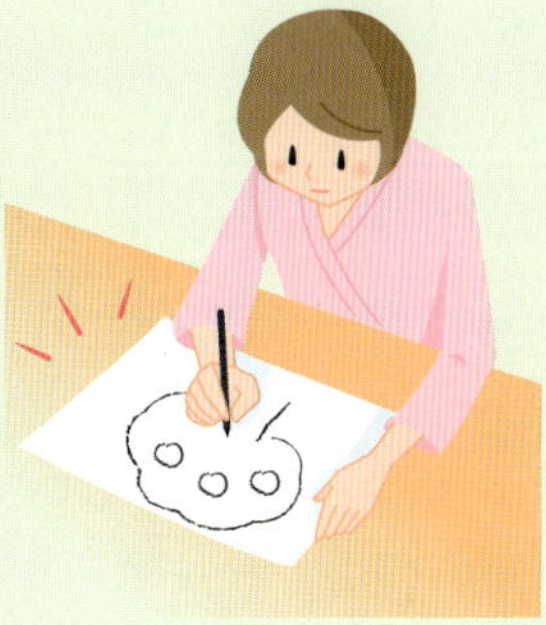

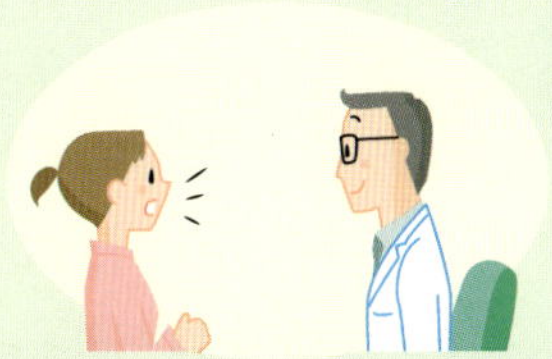

精神科診断面接（SCID）

うつ病かどうかを診断するための面接。アメリカ精神医学会が作成している診断マニュアル、『DSM』にのっとった面接法（SCID）で実施される

PET（ポジトロン断層撮影）

脳のエネルギー源であるブドウ糖の代謝や血流を調べる。脳の活動が低下している、あるいは神経細胞が壊死《えし》している部位などがわかる

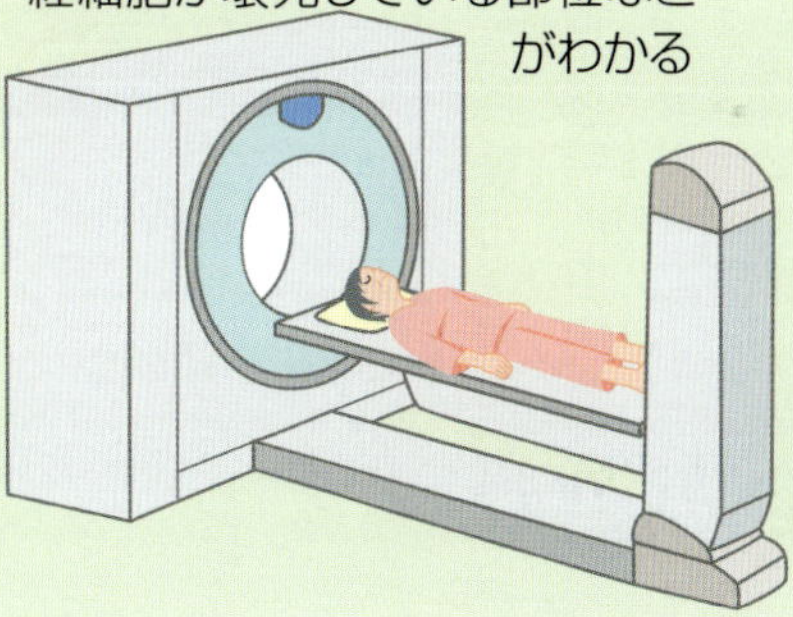

SPECT（単一光子放射断層撮影）

脳の血流を調べる検査。脳の働きが活発な部位では血流量が増えるので、脳の活動状況などがわかる

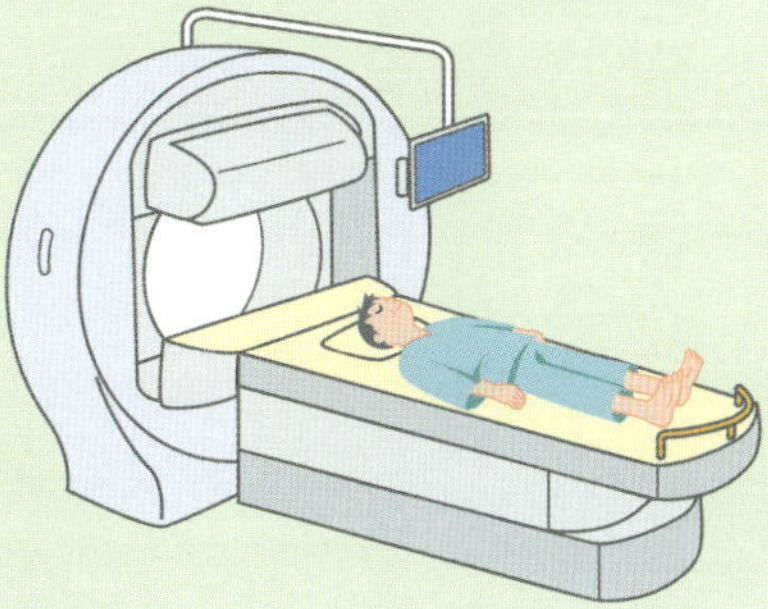

うつ病を克服するために、まずは受診

我慢は自分を社会から遠ざけるだけ

うつ病による抑うつ症状は、重くつらいものです。日常的な抑うつ気分ならば、時間がたてば自然に治ってしまうこともありますが、うつ病の抑うつは、我慢して治るものではありません。

また、抑うつはうつ病以外の心の病気や、からだの病気が引き起こしている場合もあります。適切な治療を受けるためにも、抑うつの原因をきちんと調べる必要があります。

そこで、もしも強い抑うつが2週間以上続いているのなら、早めに専門医を受診することをおすすめします。強い抑うつのために、食欲や睡眠にも障害が現れているのなら、1日も早く専門医を受診すべきです。

うつ病を専門とする診療科は、精神科や神経科です。神経内科という診療科もありますが、こちらは脳卒中や脳神経の病気を専門としています。また、心療内科は、精神的なストレスが関係しているからだの症状を扱う科目ですが、うつ病の治療も行っています。なお、最近では精神科医が心療内科を標榜しているケースもあります。

精神科や神経科は、大学病院や総合病院に設置されているほか、精神科のみの専門病院もあります。最近は、精神科の開業医（メンタルクリニック）も増えています。

大学病院や総合病院を受診するメリットとしては、からだの検査も同じ病院で受けられること、PETやMRIなどくわしい検査を受けられることなどが挙げられます。一方、精神科専門の病院やクリニックには、より専門性が高いというメリットが考えられます。ただし、クリニックには入院設備がな

うつ病の抑うつは〝時間〟が解決してくれない

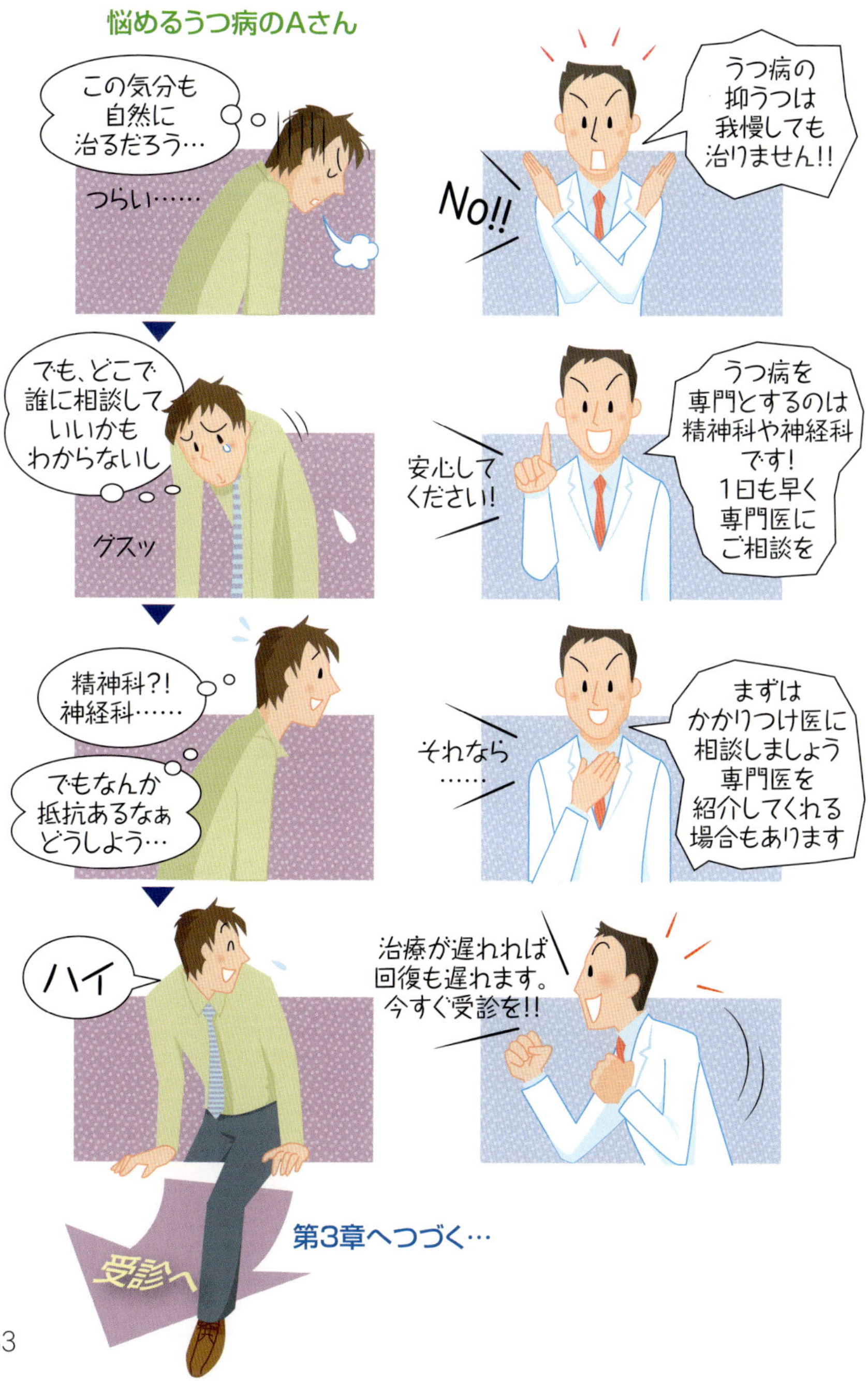
悩めるうつ病のAさん
この気分も自然に治るだろう…
つらい……
うつ病の抑うつは我慢しても治りません!!
No!!
でも、どこで誰に相談していいかもわからないし
グスッ
安心してください!
うつ病を専門とするのは精神科や神経科です！1日も早く専門医にご相談を
精神科?!神経科……
でもなんか抵抗あるなぁどうしよう…
それなら……
まずはかかりつけ医に相談しましょう専門医を紹介してくれる場合もあります
ハイ
治療が遅れれば回復も遅れます。今すぐ受診を!!
受診へ
第3章へつづく…

いので、重症例には対応できない場合があります。

いきなり精神科や神経科を受診するのには抵抗があるというのなら、かかりつけ医や近くの内科を受診するのもよいでしょう。症状を説明すれば、対応してくれる場合もありますし、必要であれば専門医を紹介してくれる場合もあります。

うつ病は重度になると、日常生活や社会生活を送ることができなくなります。治療が遅れれば遅れるほど、回復には時間がかかり、社会復帰も遠ざかるだけです。

うつ病のサインに気づいたら我慢せず、まずは受診するようにしてください。

次章からは、うつ病を克服するための治療について、最新の情報を交えながら紹介していきます。

第3章

うつ病を治す

うつ病は適切に治療すれば、心の安定と笑顔を取り戻すことができます。治療の中心となるのは薬物療法ですが、ただ薬を飲めばよいというわけではなく、十分な休養や精神療法による心理面での支えも重要です。

治療にあたって理解しておくこと

うつ病は病気だという自覚を持つ

本章では、うつ病の治療について具体的に紹介していきますが、その前に、治療を受けるにあたって、いくつか理解しておくべきことがありますので、そちらを先に述べておきましょう。

まず最初に理解していただきたいのは、「うつ病は治療が必要な脳の病気」だということです。うつ病と診断されても、「自分は病気ではない」、「考え方を変えれば何とかなるはずだ」などと思い込もうとする人がいますが、これは治療の大きな妨げとなります。

患者さんのなかには、逆に「つらい症状は自分のせいではなく、病気のせいだったのだ」とわかった瞬間、とても気持ちが楽になり、治療をスムーズに受け入れることができたという人もいます。うつ病は治療が必要な病気で、正しく治療すれば克服できる病気なのだということを、患者さん本人が理解し、受け止めることが何よりも重要なのです。

一方で、周囲からは「病気だと思うから病気になってしまうのだ」、「薬なんか飲むと本当に病気になってしまうぞ」などといった声が聞こえてくることもあるでしょう。これは、「うつ病は気の持ちようだ」という誤った認識から発せられる言葉です。

ただ、うつ病には入院しての治療が必要となる重度のものもあれば、ごく軽いものもあります。軽度のものは、とくに薬を飲まなくても3ヵ月ほどで自然に症状が軽くなる場合があるのも事実です。しかし、治療が必要な状態なのか、それほどでもないのかは、専門医でないと判断できないのです。周囲の言葉に惑わされないようにしましょう。

うつ病は治療が必要な脳の病気

「かかりつけ医」に治療の相談に行ったAさん……

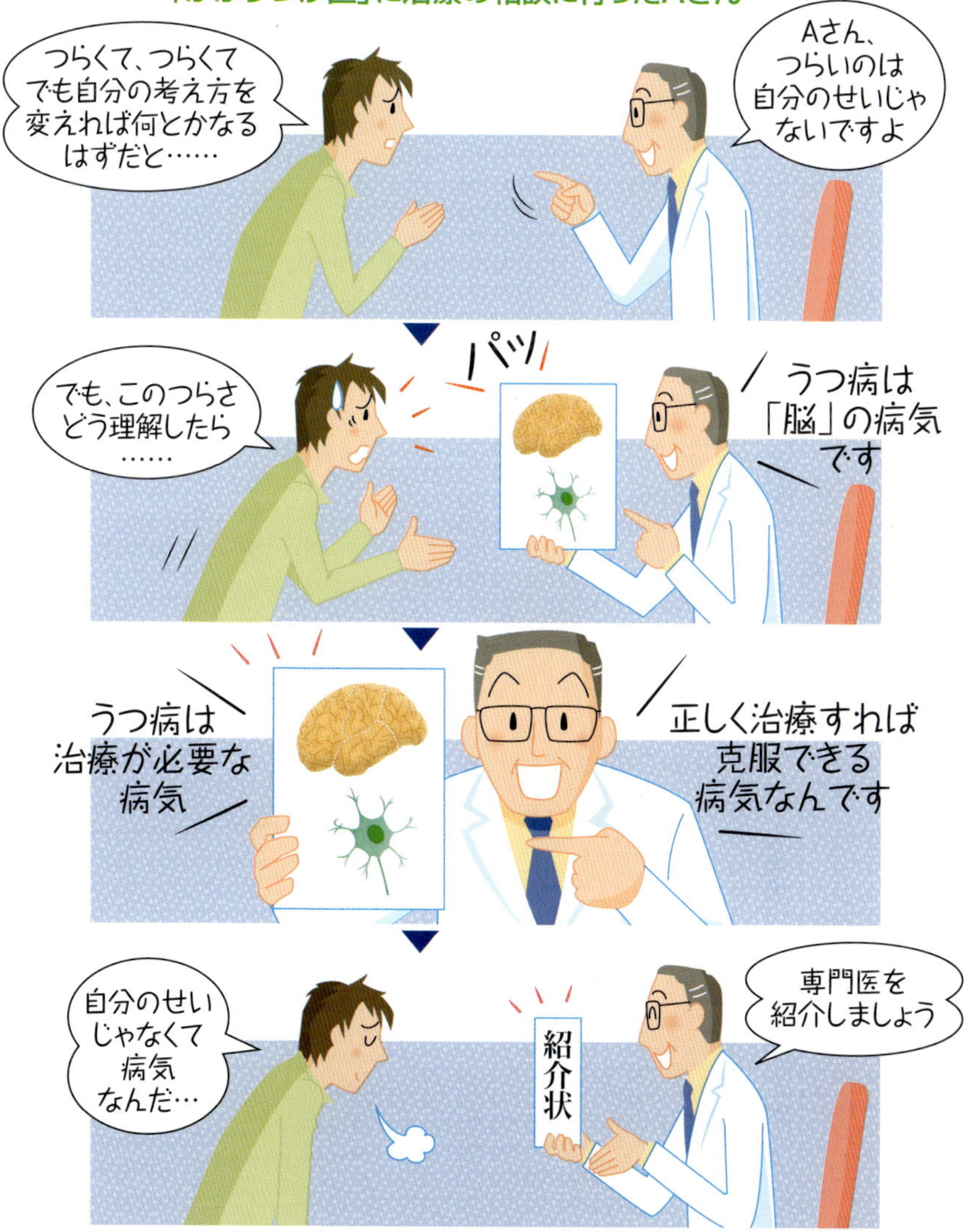
つらくて、つらくて
でも自分の考え方を
変えれば何とかなる
はずだと……
Aさん、
つらいのは
自分のせいじゃ
ないですよ
でも、このつらさ
どう理解したら
……
パッ
うつ病は
「脳」の病気
です
うつ病は
治療が必要な
病気
正しく治療すれば
克服できる
病気なんです
自分のせい
じゃなくて
病気
なんだ…
紹介状
専門医を
紹介しましょう

うつ病は患者さん本人が理解し、受け止めることが何よりも重要

↓

治療スタート

治療とともに十分な休養も必要

うつ病の治療というと、薬の服用やカウンセリングなど、専門医や専門家にすべてを委《ゆだ》ねるものと思われがちです。しかし、実は患者さん自身が意識してやらなければならない大切なことがもう1つあります。

それは、「十分な休養をとること」です。うつ病の患者さんは、いわば心のエネルギーが枯れ果ててしまった状態。エネルギーを充電する期間が必要なのです。

そうは言っても、忙しい仕事を抱えていたり、家事や育児に追われていたりする人は、休むことに大きな抵抗を感じるかもしれません。また、「怠けていると思われやしないか…」と、心配になる人もいるでしょう。

しかし、休養をとるべき時期に無理をしても、仕事や家事の効率は上がりません。それどころか、「こんなこともできないのか」、「自分はやっぱりダメな人間だ」と、自己否定の渦にはまってしまうだけです。

休養をとることは怠けることとは違います。休養は治療の一環なのです。心もからだもしっかり休めて、治療に専念してください。

休養をとるときは、「せめてこれくらいは頑張らねば…」などと思わず、できるだけ徹底して休むよう心がけることも大切です。会社勤めをしている人は、思い切って休暇をとるようにしましょう。家族の理解を得られにくい場合などは、気をつかったり、イライラしたりして、かえって疲れてしまうことがあります。そのような場合は、入院してじっくり休養をとることも考えましょう。

また、休養中は、十分な睡眠時間を確保することも大切です。できるだけ昼間は起きているようにして、食事は少量からでも3食を規則正しくとり、夜は早めに就寝するようにしましょう。

しっかり休養をとることが回復への早道

会社員A男さんの場合

有給休暇や休職制度を
利用して、仕事は
きっぱり休む

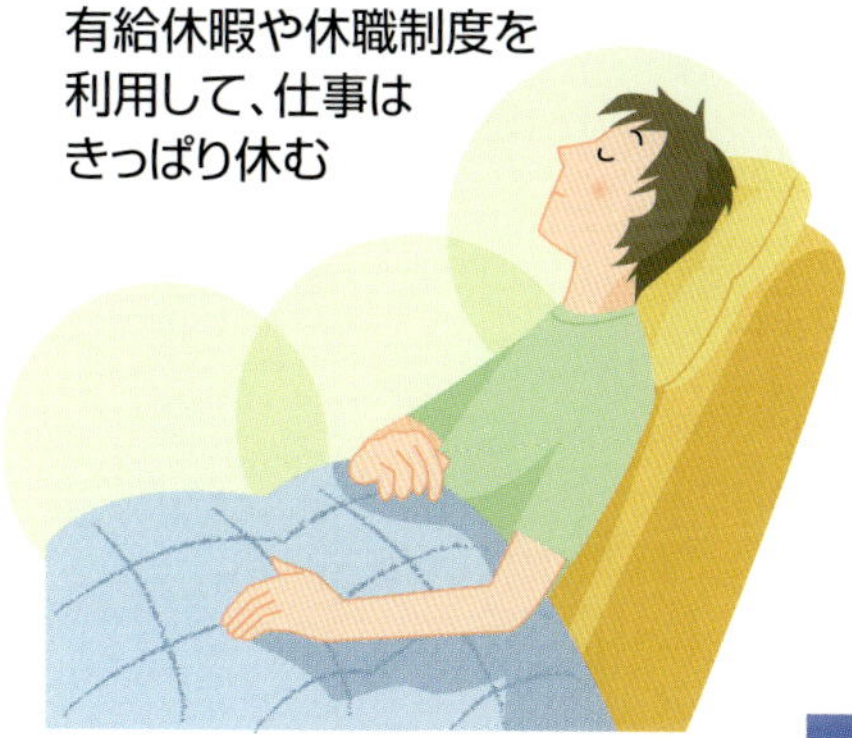

主婦B子さんの場合

家事を人に頼むか、大幅に手を
抜いてしまう

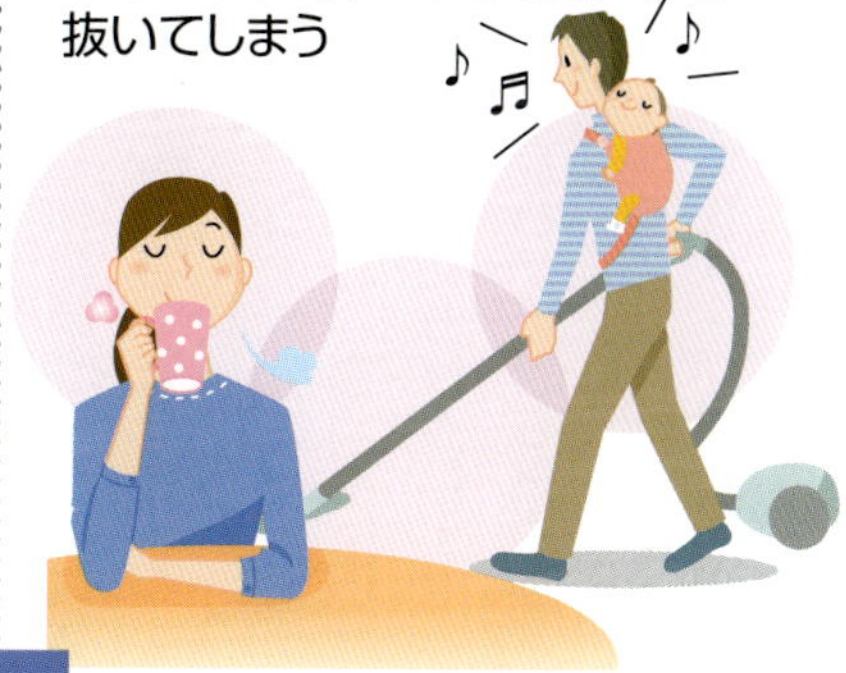

こんな気持ちは切り替えよう!!

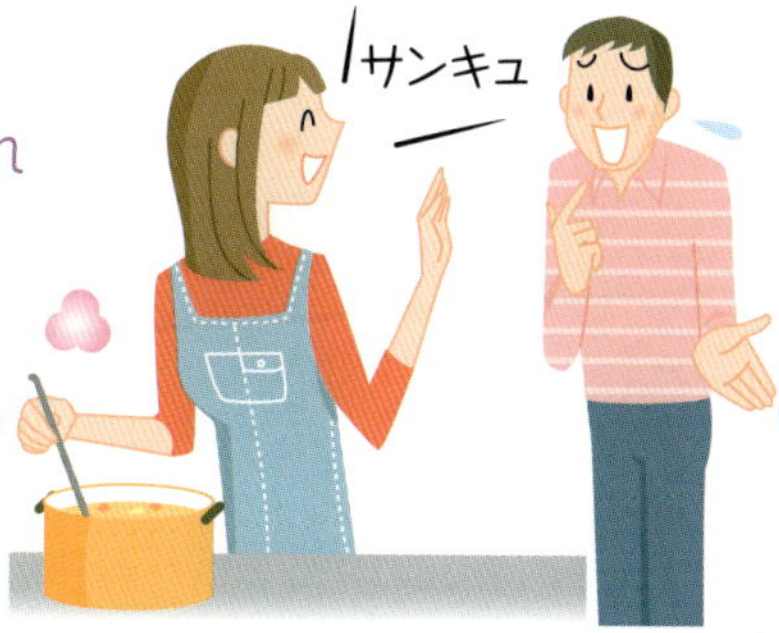

~~怠けているのと思われているのでは？~~

↓

休養は治療の一環。怠けとは違う

~~早く回復しなければ、みんなに迷惑がかかってしまう~~

↓

焦りは禁物。ゆったりとした気持ちでいる方が回復は早くなる

~~仕事を休んでいるのだから、せめて家事くらいは手伝おう~~

→

休養をとるときは、徹底的に休むようにしよう

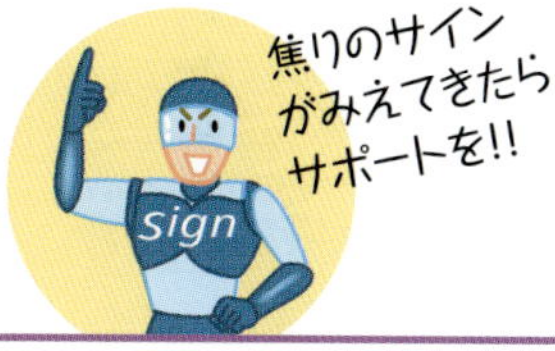
焦りのサイン
がみえてきたら
サポートを!!
Sign

自宅での休養が難しい場合は、入院してじっくり治療することを考えよう

- 小さな子どもがいて、落ち着かない
- 家族の理解を得られにくい
- 自営業などで人の出入りが多い　など

治療スタートからの経過は

うつ病の治療には、どのくらいの期間を要するのか？　これも気になるところでしょう。

うつ病の患者さんは、1日も早くつらい症状から抜け出して、社会に復帰したいと願うものです。そのため、回復までの道のりが長ければ長いほど、不安や焦りを感じるかもしれません。

しかし、うつ病の治療は一般的に時間がかかるものとされています。その期間や経過には個人差がありますが、ここでは典型的な目安をみてみることにしましょう。

うつ病の経過は一般的に、「急性期」「回復期」「再発予防期」の3つに大きく分けることができます。

急性期：うつ病を発症し、症状が最も強く出ている時期です。うつ病の診断を受けて、十分な休養をとりながら適切な治療を施すと、早い人では1～3ヵ月ほどで症状が軽くなってきます。ただし、人によっては半年以上、急性期が続くこともあります。

回復期：十分に休養をとると、気力が少しずつ回復してきます。この時期を「回復期」といい、4～6ヵ月以上続くのが一般的です。ただし、右肩上がりに体調が良くなるわけではありません。調子の良い日もあれば、翌日にはまた悪化するといった一進一退をくり返すのが普通です。

再発予防期：回復期を過ぎ、社会復帰を果たすことができた後も、油断してはなりません。うつ病は再発しやすい病気です。回復期を過ぎても1～2年くらいは薬物治療を継続する必要があります。

以上はうつ病の典型的な経過ですが、人によっては治療を施してもなかなか症状が改善されないケースや、容易に再発してしまうケースもあります。しかし、なかなか良くならないからとあきらめず、主治医に相談しながら根気よく自分に合った治療法をみつけていくことが大切です。

うつ病の経過は３つの期間に分けられる

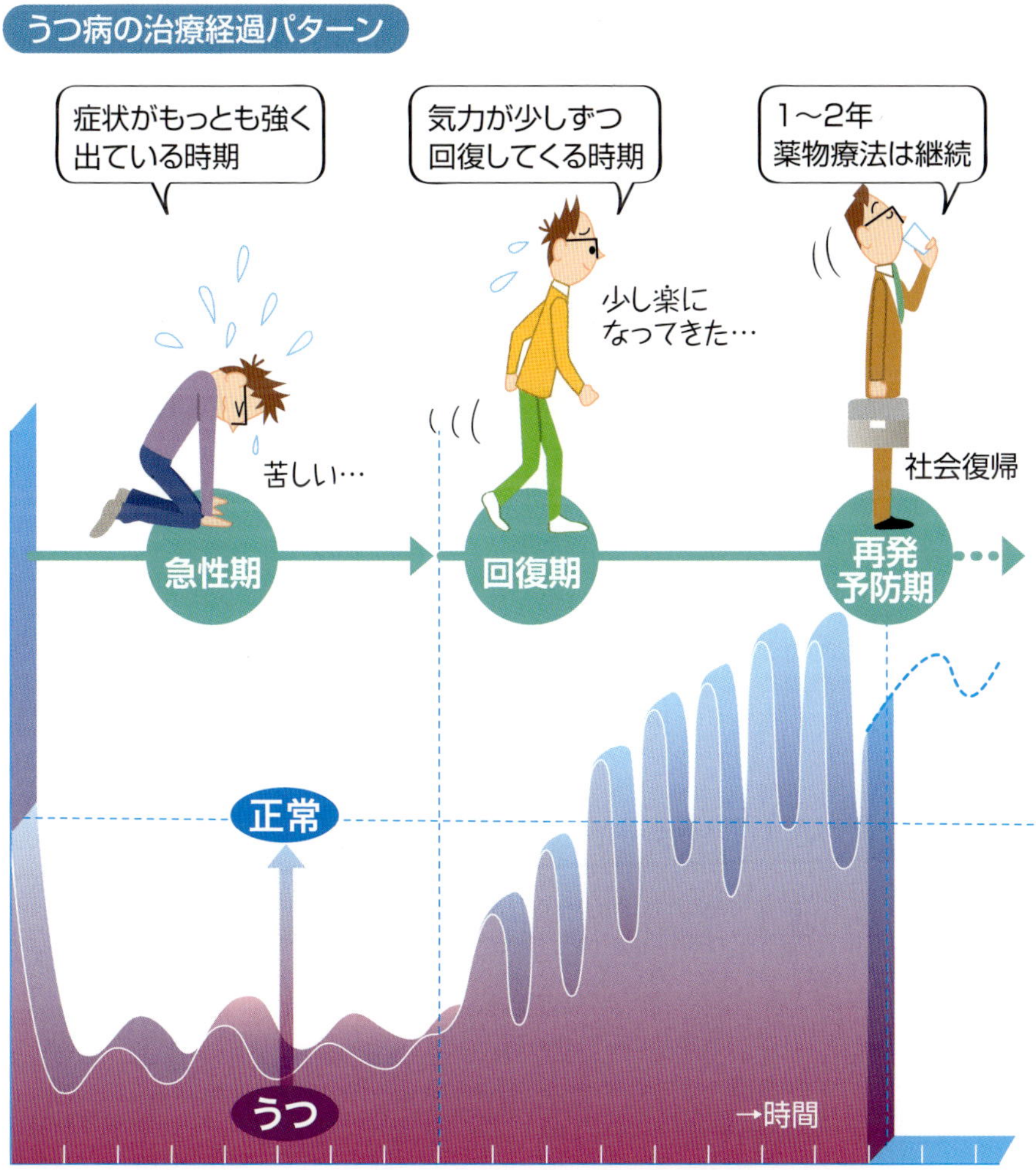
うつ病の治療経過パターン
症状がもっとも強く出ている時期
気力が少しずつ回復してくる時期
1〜2年
薬物療法は継続
苦しい…
少し楽になってきた…
社会復帰
急性期
回復期
再発予防期
正常
うつ
→時間

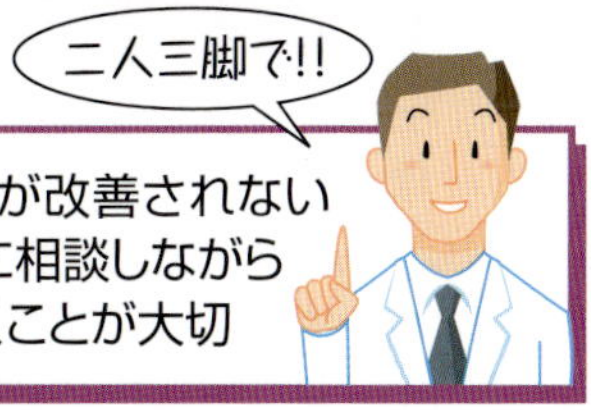
二人三脚で!!

人によっては治療を施してもなかなか症状が改善されないケースや、再発してしまうケースも。主治医に相談しながら根気よく自分に合った治療法をみつけていくことが大切

うつ病治療に欠かせない抗うつ薬

うつ病の治療法にはさまざまな選択肢がありますが、中心となるのは「薬物療法」です。うつ病の患者さんの脳内には何らかの機能的な不調があることがわかっています。この脳内の不調に対する最大の武器は、やはり薬なのです。

うつ病の薬物療法では、脳内の機能的な不調を改善して、抑うつ症状を軽減する「抗うつ薬」を主に用います。抗うつ薬にはいくつかの種類があり、医師は患者さん一人ひとりに適した抗うつ薬を選択・処方します。そして、効き目や副作用をみながら、必要とあれば別の種類に切り替えたり、薬の効果を後押しする別の薬を追加したりして調整します。

さまざまなデータから、最初に処方された抗うつ薬を飲んで症状が改善する確率は、およそ6~7割といわれています。ただし、最初の薬で症状が改善されなかった場合は、前述のような調整が施されますから、最終的には9割くらいの確率になるとされています。

一方で、軽度のうつ病では、抗うつ薬を飲まなくてもよい場合もあります。最近はむしろ、軽度のうつ病にはできるだけ薬を使わないという考え方の医師も増えています。

その患者さんの抑うつの原因は、脳の機能的な不調というよりは、性格や考え方、ストレスとなる出来事や環境などの影響が大きいのではないか、などと医師が判断したときに、薬物療法以外の選択肢を考えることがあります。どんな薬にも必ず副作用があります。十分な休養をとり、考え方や環境を変えていくことで症状の改善が望める場合は、薬を飲まずに様子をみてみるということです。

ただし、薬が必要か、そうでないかは、専門医でないと判断できません。少なくとも、中等度以上のうつ病には、薬物療法がもっとも効果的かつ不可欠といえます。

うつ病の「薬物療法」

薬物療法では、主に脳内の機能的な不調を改善する「抗うつ薬」が用いられる

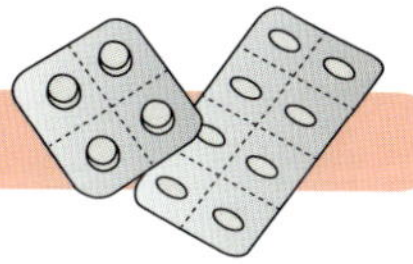

抗うつ薬

↓

医師が一人ひとりに適した抗うつ薬を選ぶ

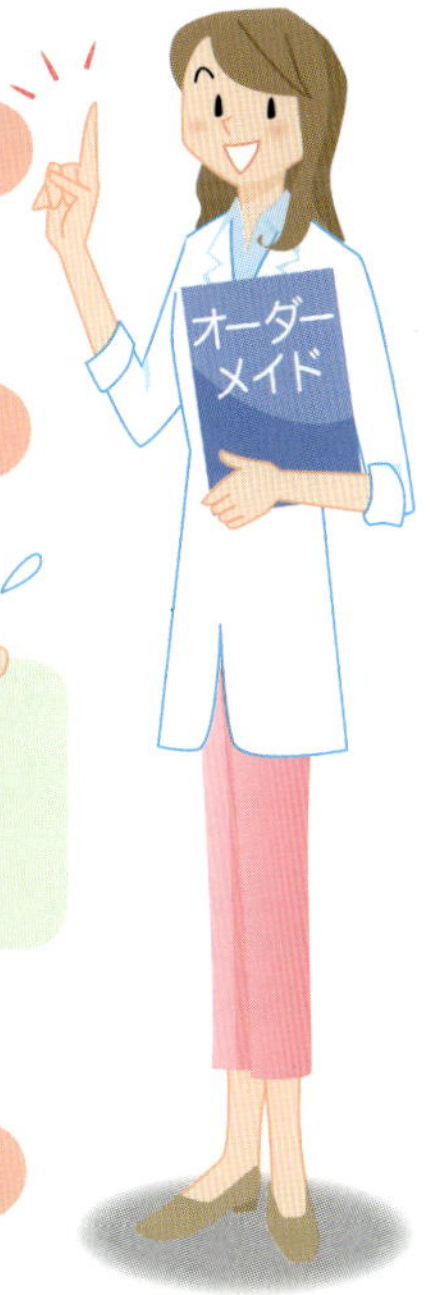

↓

効果あり

6〜7割の患者さんに改善がみられる

効果なし

・薬を切り替える
・薬を追加する　など

↓

効果・副作用を確認（調整）

↓

効果あり

調整を施しながら継続。最終的には9割くらいの患者さんに改善がみられる

「抑うつ」の原因として、脳の機能が影響していないと判断した場合や、軽度のうつ病にはできるだけ薬を使わないという選択肢もある

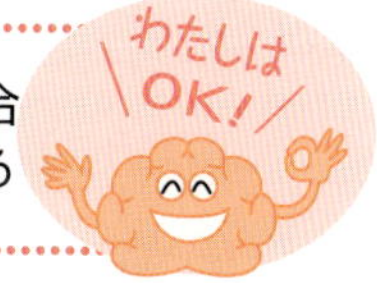

中等度以上のうつ病には、薬物療法がもっとも効果的かつ不可欠といえる

薬物療法と精神療法が治療の柱

うつ病の治療は薬物療法が中心ですが、抗うつ薬さえ飲めば、うつ病が治るわけではありません。なぜなら、うつ病という病気には、脳の機能的な不調とともに、患者さんの性格傾向や環境も大きく影響しています。抗うつ薬には、患者さんの性格傾向や環境までを変える効果はないからです。

また、たとえ薬物療法によって症状が改善しても、発症前と同じ生活環境に戻り、同じような考え方で行動していたのでは、再発の危険を免れることはできません。

そこで、薬物療法と並んで重視されているのが、「精神療法」です。精神療法については後にくわしく述べますが、簡単にいうと、患者さんが心の専門家*のもとで「新しい考え方や行動を学ぶ療法」といえます。「認知行動療法」や「対人関係療法」など、さまざまな方法がありますが、いずれも催眠術のように治療者が患者さんに「前向きになれ」と暗示をかけるようなものではありません。治療者は患者さんが抱える問題についてともに考え、ときにアドバイスをしながら、患者さんの持つ力を引き出していくのです。つまり、患者さん自身の自主性がとても重要になる療法といえます。

しかし、脳の機能的不調によって、マイナス思考と自己否定の渦に陥っている患者さんは、問題に気づくことさえ難しい状態にあります。そんな状態では、精神療法を受けても否定的な考え方から抜け出せない自分をますます否定してしまい、逆効果にならないとも限りません。精神療法を受け入れる土壌をつくるためには、脳の機能的な不調を改善する抗うつ薬が必要です。

つまり、うつ病の治療は、薬物療法と精神療法という2本の柱によって成り立つといえます。どちらが欠けても治療はスムーズに進みません。そのことをよく理解しておきましょう。

用語解説　心の専門家　精神科医や心療内科医のほか、臨床心理士、精神保健福祉士、産業カウンセラー、認定行動療法士などのこと。

薬物療法だけではうつ病は治らない

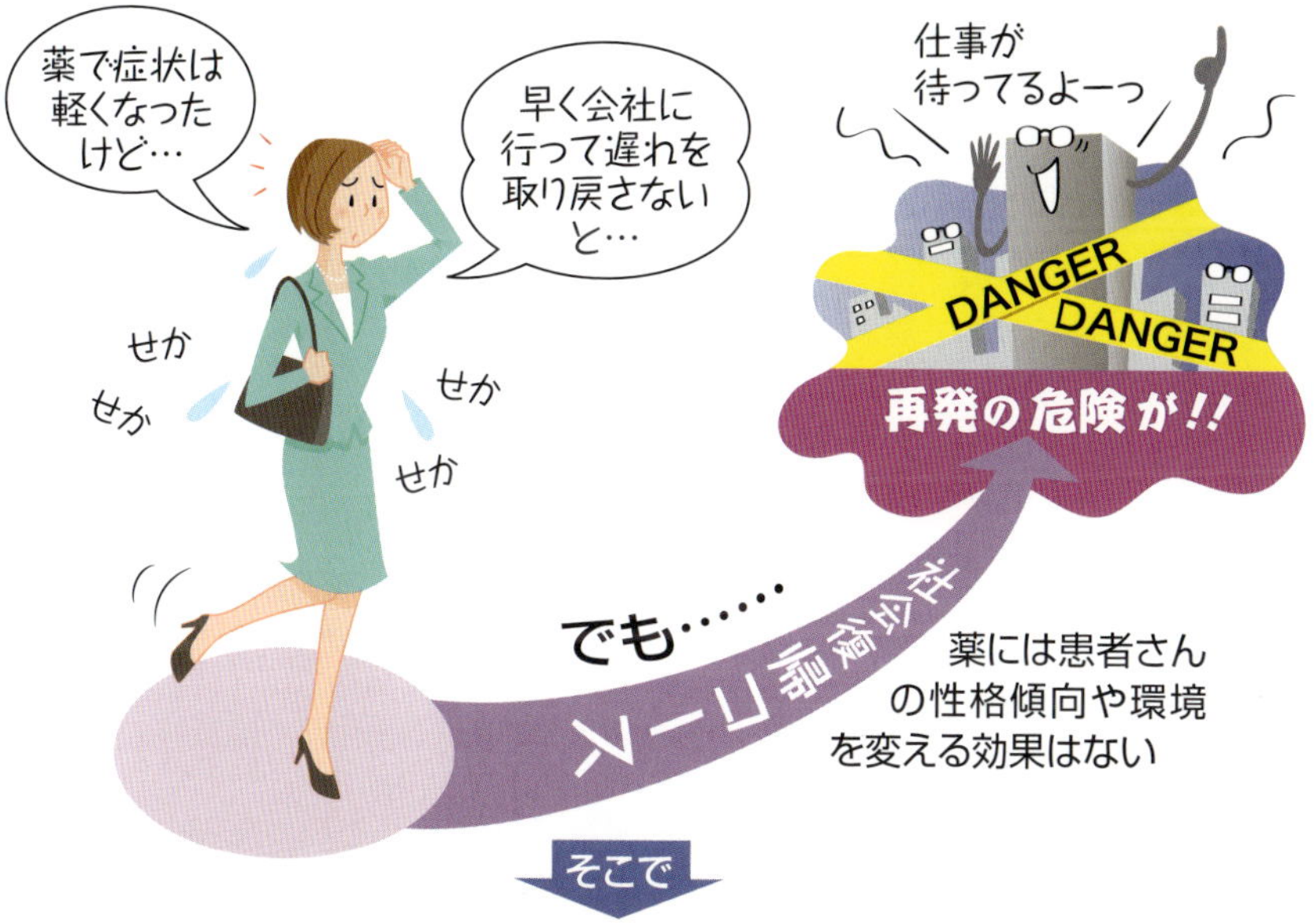
薬で症状は
軽くなった
けど…
早く会社に
行って遅れを
取り戻さない
と…
せか
せか
せか
せか
仕事が
待ってるよーっ
DANGER
DANGER
再発の危険が!!
でも……
社会復帰コース
薬には患者さん
の性格傾向や環境
を変える効果はない
そこで

薬物療法と並んで重視されているのが「精神療法」

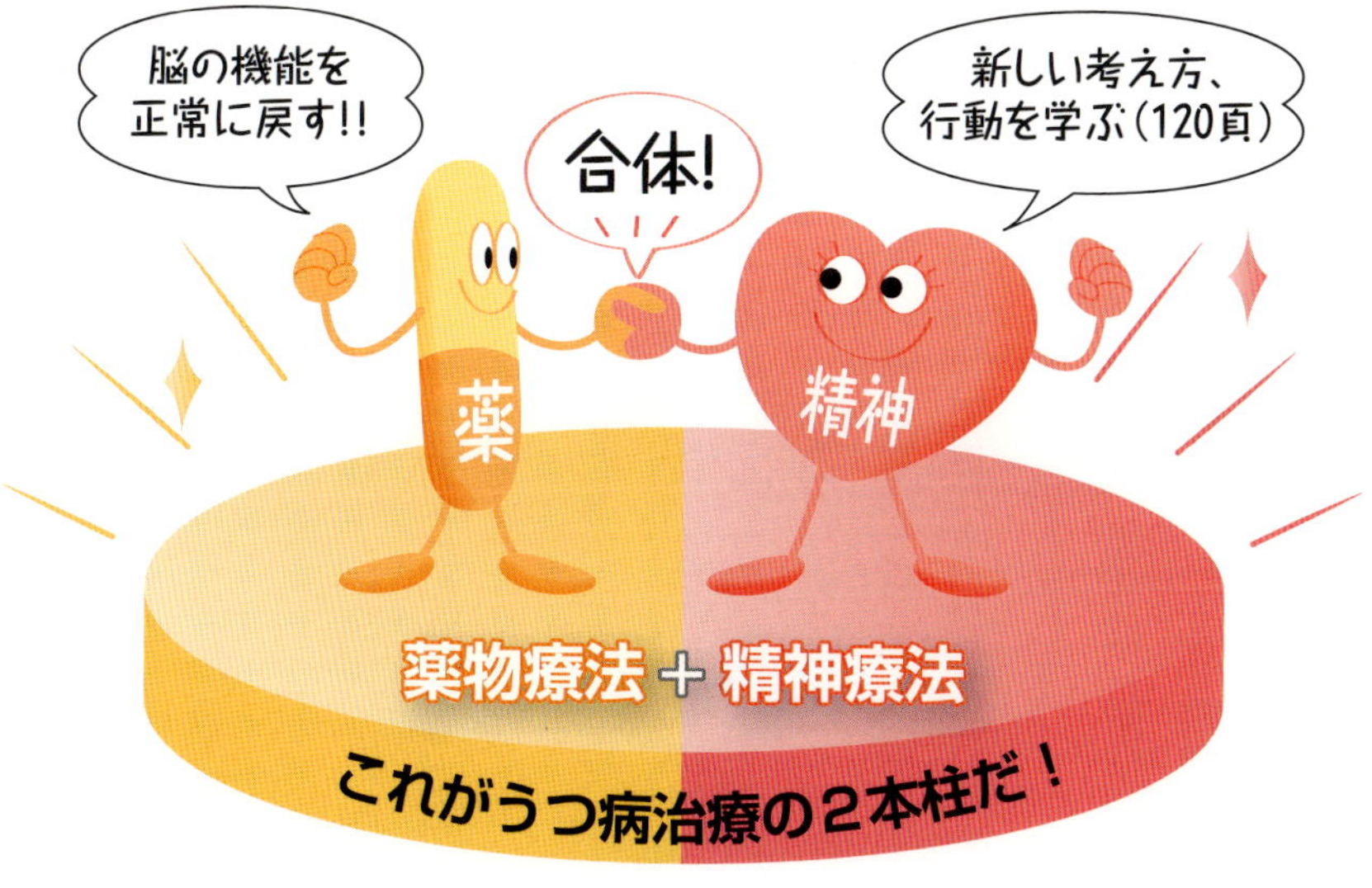
脳の機能を
正常に戻す!!
合体!
新しい考え方、
行動を学ぶ（120頁）
薬
精神
薬物療法＋精神療法
これがうつ病治療の２本柱だ！

治療中は症状の変化に一喜一憂しない

十分な休養をとり、薬物療法や精神療法を行うことによって、うつ病の7〜8割くらいは「寛解《かんかい》」という状態を迎えるとされています。寛解とは、「以前の元気が回復している状態」を示します。完治という言い方はせず、寛解という言葉を用いるのは、うつ病の場合、症状がなくなって元気を回復しても、再発予防のため慎重に経過を診ていく必要があるからです。ちなみに、『DSM - 5』では2ヵ月間、抑うつエピソードの重大な徴候や症状がみられなければ、「完全寛解」としています。

ただ、ここでよく理解しておかなければならないのは、うつ病という病気は、治療を始めれば誰もが一直線状に寛解に向かうわけではないということです。

まず、うつ病治療では、患者さんに合った薬や治療法が見つかるまでに時間を要する場合があります。最初に処方された抗うつ薬が効かない場合は、薬の種類を切り替えたり、別の薬を追加したりといった調整が必要になりますから、なかなか効き目が現れないと、「治療しても意味がないのではないか……」と不安になるかもしれません。しかし、自己判断で薬を中断したりせず、主治医と相談しながら、焦らず治療を続けることが大切です。

また、抗うつ薬などの治療効果が現れてきても、うつ病は「良くなったり、悪くなったり」をくり返すものです。とくに回復期は、気分の波の上下が激しくなることがあります。病気の回復を実感する時期だからこそ、症状の一進一退に一喜一憂しがちですが、これも「そんなものだ」とゆったりした気持ちで構え、根気よく治療に取り組みましょう。

次項からは、うつ病の治療法を具体的に紹介していきます。まずは、抗うつ薬を中心に薬物療法についてみてみましょう。

主治医と相談しながら焦らず続けることが大切

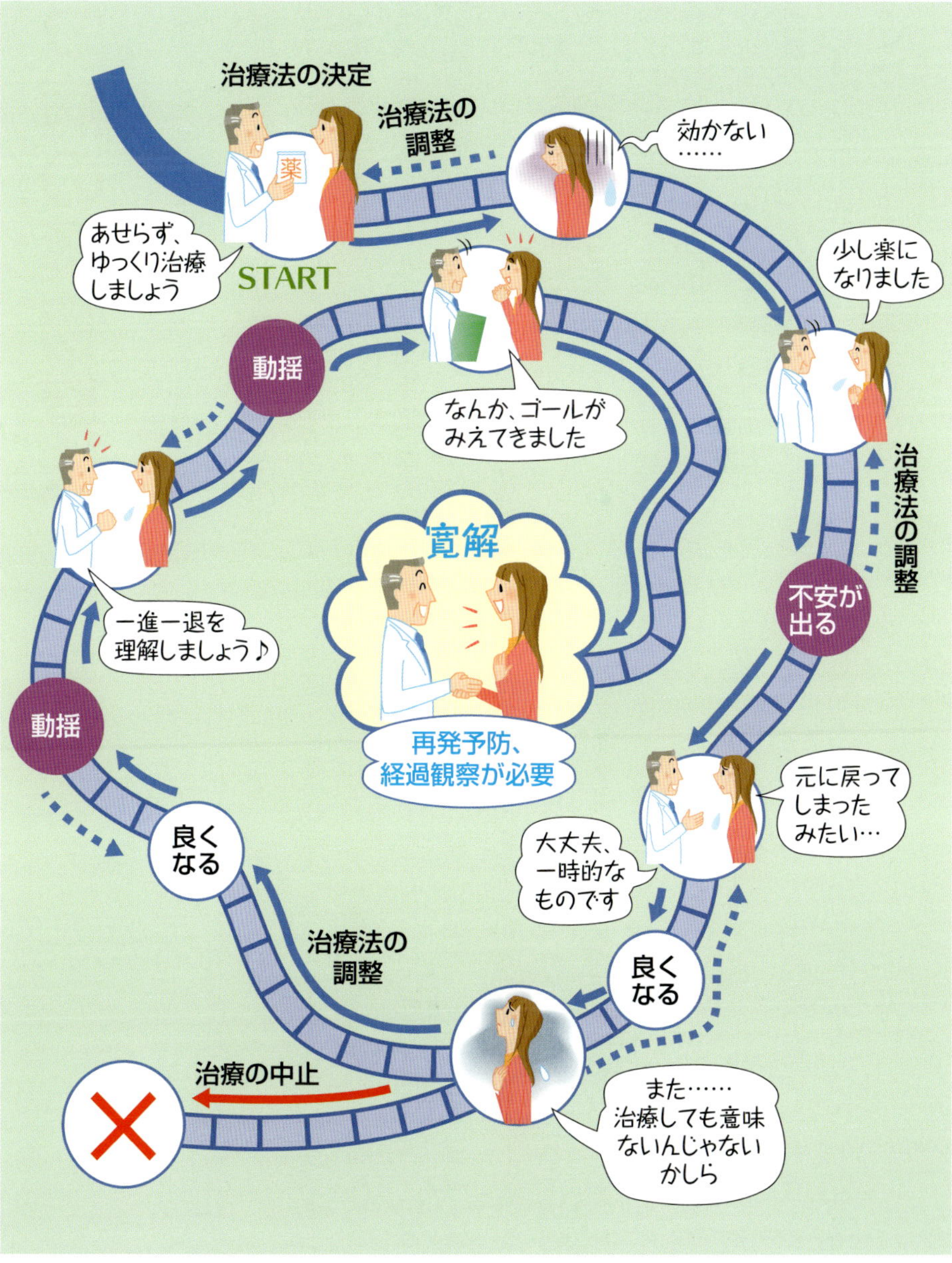

うつ病の薬物療法

薬物療法の中心になる「抗うつ薬」

うつ病の薬物療法の中心的役割を担うのが「抗うつ薬」です。脳の神経伝達物質を調節することで精神的な症状を改善する薬を「*向《こう》精神薬」といい、抗うつ薬は向精神薬の1つです。神経伝達物質のなかでも、うつ病と関係の深いモノアミン（ドーパミン、セロトニン、ノルアドレナリン）の働きを増強することで、抑うつ症状を改善します。

一方で、抗うつ薬は、うつ病の「モノアミン仮説」を生み出した薬でもあります。1950年代、抑うつを改善する効果が認められた「イミプラミン」という薬に、モノアミンの働きを増強する作用があることが偶然わかり、そこから「うつ病はモノアミンが減少して起こるのではないか」という仮説が生まれたのです。

この仮説をもとに、同様の作用を持つ薬が次々と開発され、「抗うつ薬」と分類されるようになりました。

現在、日本で使用できる抗うつ薬は、化学構造や作用機序によって、「三環系抗うつ薬」「四環系抗うつ薬」「SSRI」「SNRI」「NaSSA」の5つのグループに分類されます。また、どのグループにも属さない抗うつ薬というものも2種類（トラゾドン、スルピリド）認められています。これらはいずれもモノアミン仮説に基づいて開発されており、モノアミンのなかでも、とくにセロトニンとノルアドレナリンの濃度を高めるという共通の作用があります。

次項からは、比較的使用頻度の高い「SSRI」「SNRI」「三環系抗うつ薬」を中心に、その特徴をみていきましょう。

用語解説　向精神薬　どのような症状を改善する働きを持つかによって、抗うつ薬、気分安定薬、抗不安薬、睡眠薬、抗精神病薬、抗けいれん薬といったグループに分けられる。

モノアミン仮説をもとに開発された「抗うつ薬」

うつ病と関係の深いモノアミン(神経伝達物質)は3つ

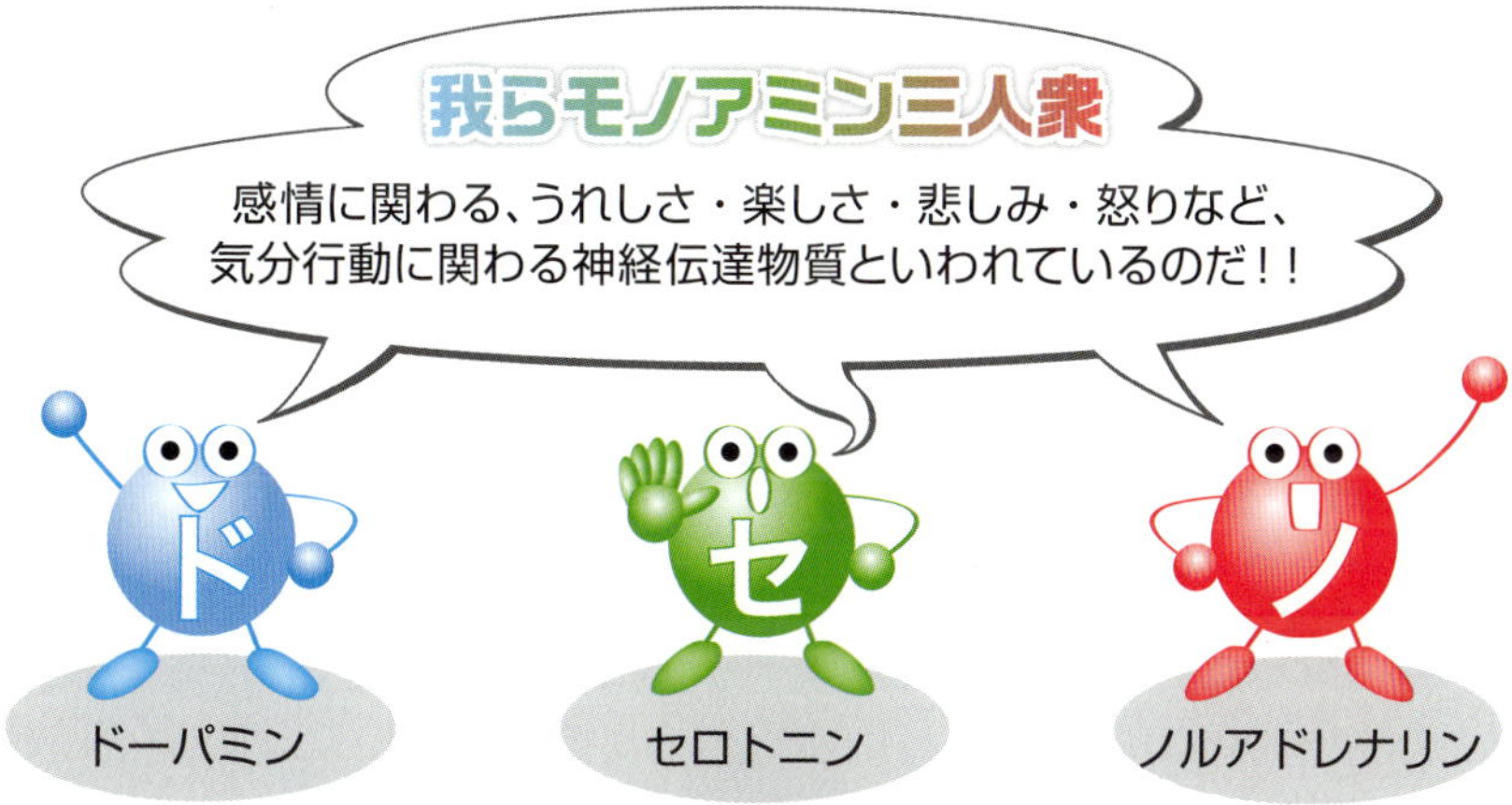
我らモノアミン三人衆
感情に関わる、うれしさ・楽しさ・悲しみ・怒りなど、
気分行動に関わる神経伝達物質といわれているのだ!!
ド
セ
ノ
ドーパミン
セロトニン
ノルアドレナリン

現在、日本で使用できる抗うつ薬は以下の5つのグループに分類

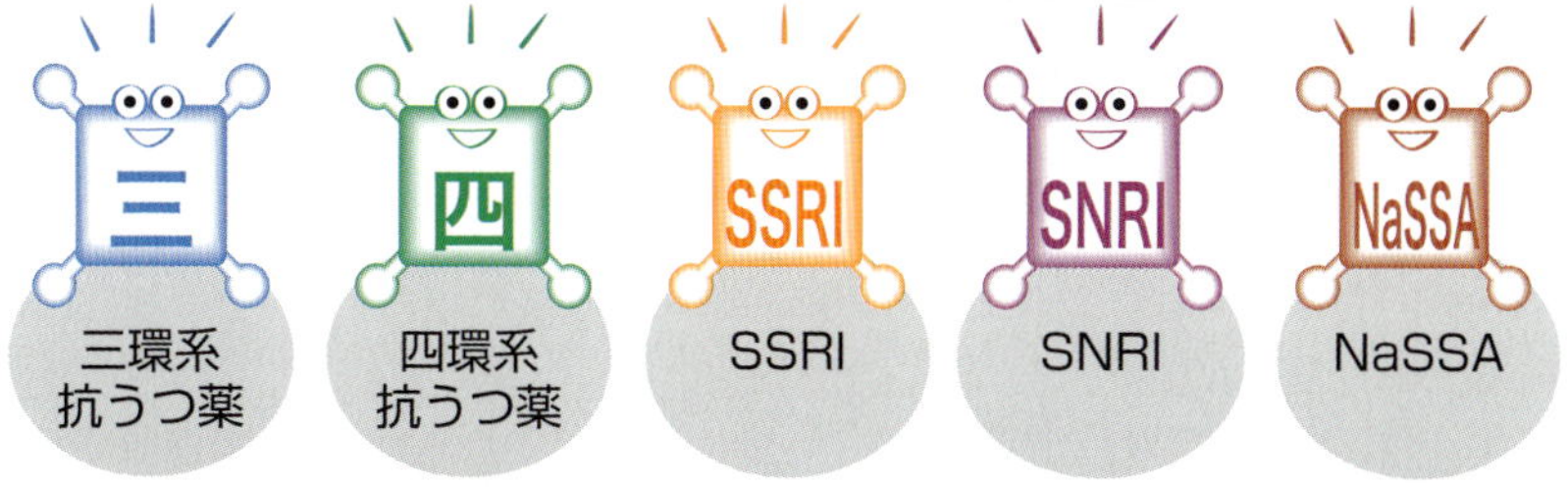
三
四
SSRI
SNRI
NaSSA
三環系抗うつ薬
四環系抗うつ薬
SSRI
SNRI
NaSSA

その他、5つのグループに属さない抗うつ薬：トラゾドン、スルピリド

これらはモノアミンのなかでも、とくにセロトニンとノルアドレナリンの濃度を高めるという共通の作用がある

抗うつ薬①「SSRI」

「SSRI」とは、「Selective Serotonin Reuptake Inhibitors」の略で、日本語に訳すと「選択的セロトニン再取り込み阻害薬」といいます。再取り込みとは、簡単に言うと「吸収・分解されてしまうこと」です。セロトニンが吸収・分解されるのを抑制して、セロトニンを増やそうというのがSSRIの働きです。

うつ病の患者さんの脳内では、モノアミンが不足していると考えられています。SSRIは、モノアミンのなかでもとくにセロトニンに選択的に作用し、高い効果を発揮します。それでいて、セロトニン以外の神経伝達物質にはほとんど影響を与えないため、副作用が少なく、安全性に優れた抗うつ薬とされています。効果と副作用のバランスがよく、現在はうつ病の第一選択薬として、軽症例から重症例まで幅広く用いられています。

ただし、副作用はまったくないわけではありません。薬の飲み始めに吐き気や嘔吐、食欲不振などの消化器症状がみられることがあります。これらの症状はいずれも一時的なもので、薬を続けて飲んでいるうちに自然に軽快するといわれていますが、SSRIを服用中に不安な症状がみられる場合は、医師に相談してみましょう。

現在、日本で使用できるSSRIには、「フルボキサミン（商品名：ルボックス、デプロメール）」「パロキセチン（商品名：パキシル）」「セルトラリン（商品名：ジェイゾロフト）」「エスシタロプラム（商品名：レクサプロ）」の4種類があります。SSRIは薬理作用で分類されており、それぞれ異なった化学構造を持っているため、同じSSRIでも効果や副作用が微妙に異なります。あるSSRIで効果が得られない、あるいは副作用が現れても、別のSSRIは有効であることがよくあります。

セロトニンの吸収・分解を阻害する抗うつ薬「SSRI」

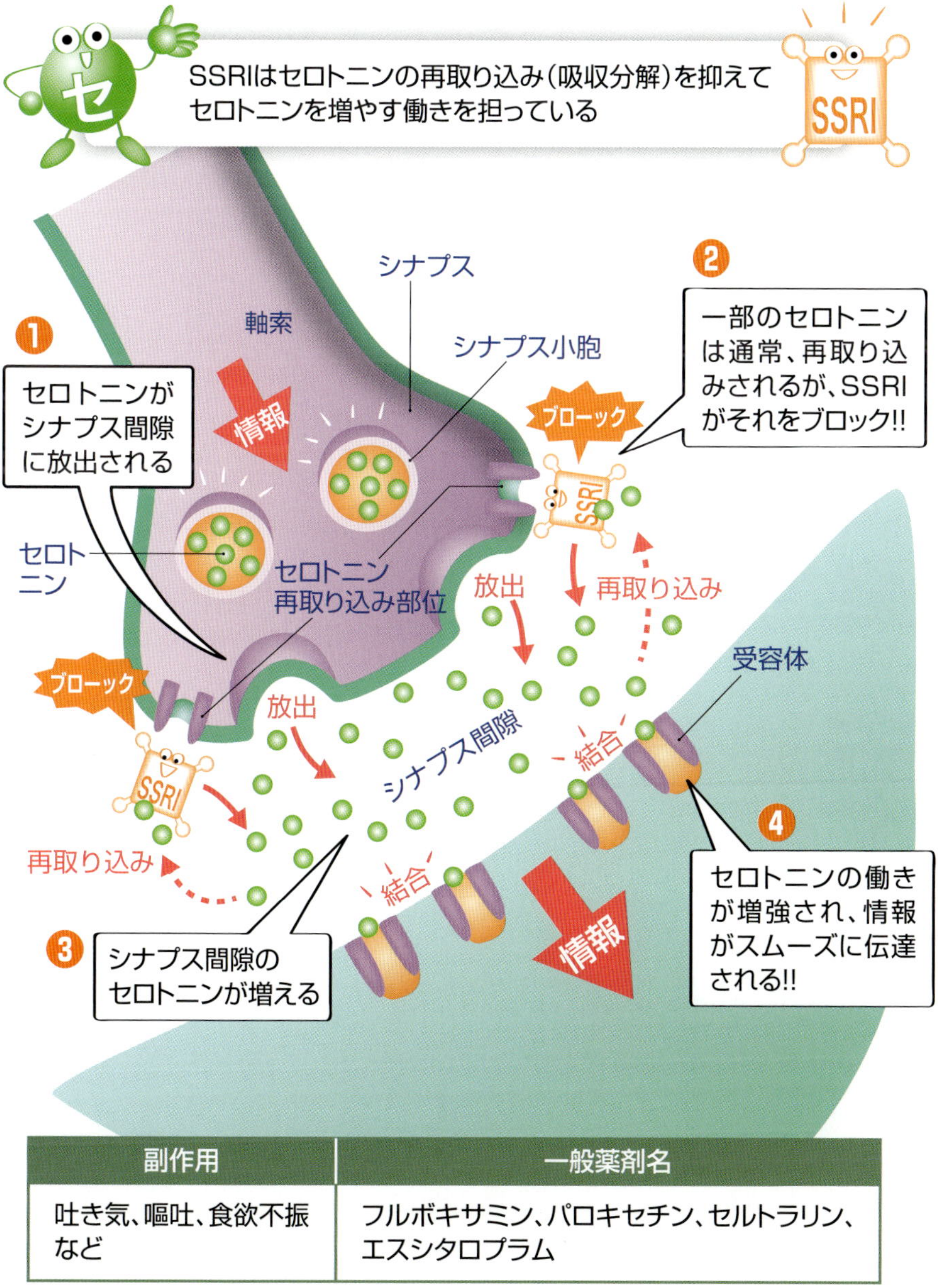
セ
SSRIはセロトニンの再取り込み（吸収分解）を抑えて
セロトニンを増やす働きを担っている
SSRI
シナプス
軸索
シナプス小胞
1
セロトニンが
シナプス間隙
に放出される
情報
2
一部のセロトニン
は通常、再取り込
みされるが、SSRI
がそれをブロック!!
ブロ-ック
セロトニン
セロトニン
再取り込み部位
放出
再取り込み
受容体
ブロ-ック
放出
シナプス間隙
結合
再取り込み
結合
4
セロトニンの働き
が増強され、情報
がスムーズに伝達
される!!
3
シナプス間隙の
セロトニンが増える
情報

副作用	一般薬剤名
吐き気、嘔吐、食欲不振など	フルボキサミン、パロキセチン、セルトラリン、エスシタロプラム

抗うつ薬②「SNRI」

「SNRI」とは、「Serotonin & Norepinephrine Reuptake Inhibitors」の略で、日本語名は「選択的セロトニン・ノルアドレナリン再取り込み阻害薬」といいます。現在、日本で使用できるSNRIには、「ミルナシプラン（商品名：トレドミン）」と「デュロキセチン（商品名：サインバルタ）」の2種類があり、SSRIと並んで第一選択薬として処方されることの多い抗うつ薬です。

SSRIはセロトニンのみの再取り込みを抑制するのに対し、SNRIにはセロトニンとノルアドレナリンの2種類の再取り込みをほぼ同じ割合で抑制する作用があります。

セロトニンの不足は不安やイライラ、気分の落ち込みなどの感情に、ノルアドレナリンの不足は意欲や気力、集中力などの低下に関係するといわれることから、この2つを増やしてくれるSNRIは、SSRIよりも効果が高いのでは？　と思われるかもしれません。しかし、今のところ、SSRIよりも圧倒的に効果が高いという根拠や報告はありません。ただ、セロトニンとノルアドレナリンの両方に作用することから、不安や落ち込みが強い人にはSSRI、意欲の低下も目立つ人にはSNRIと、症状に合わせて使い分けることが多いようです。

また、SNRIもSSRIと同様に、セロトニンとノルアドレナリン以外の神経伝達物質には影響を与えません。そのため、副作用も少なく、使いやすい薬といえます。

SSRIと同じく飲み始めの時期には、吐き気や嘔吐、食欲不振などの消化器症状が現れることがありますが、いずれも一時的なもので、薬に慣れてくると徐々になくなってきます。SSRIにはない副作用として、ノルアドレナリンを増やすことによる排尿障害が挙げられます。

セロトニンとノルアドレナリンの再取り込みをブロックする

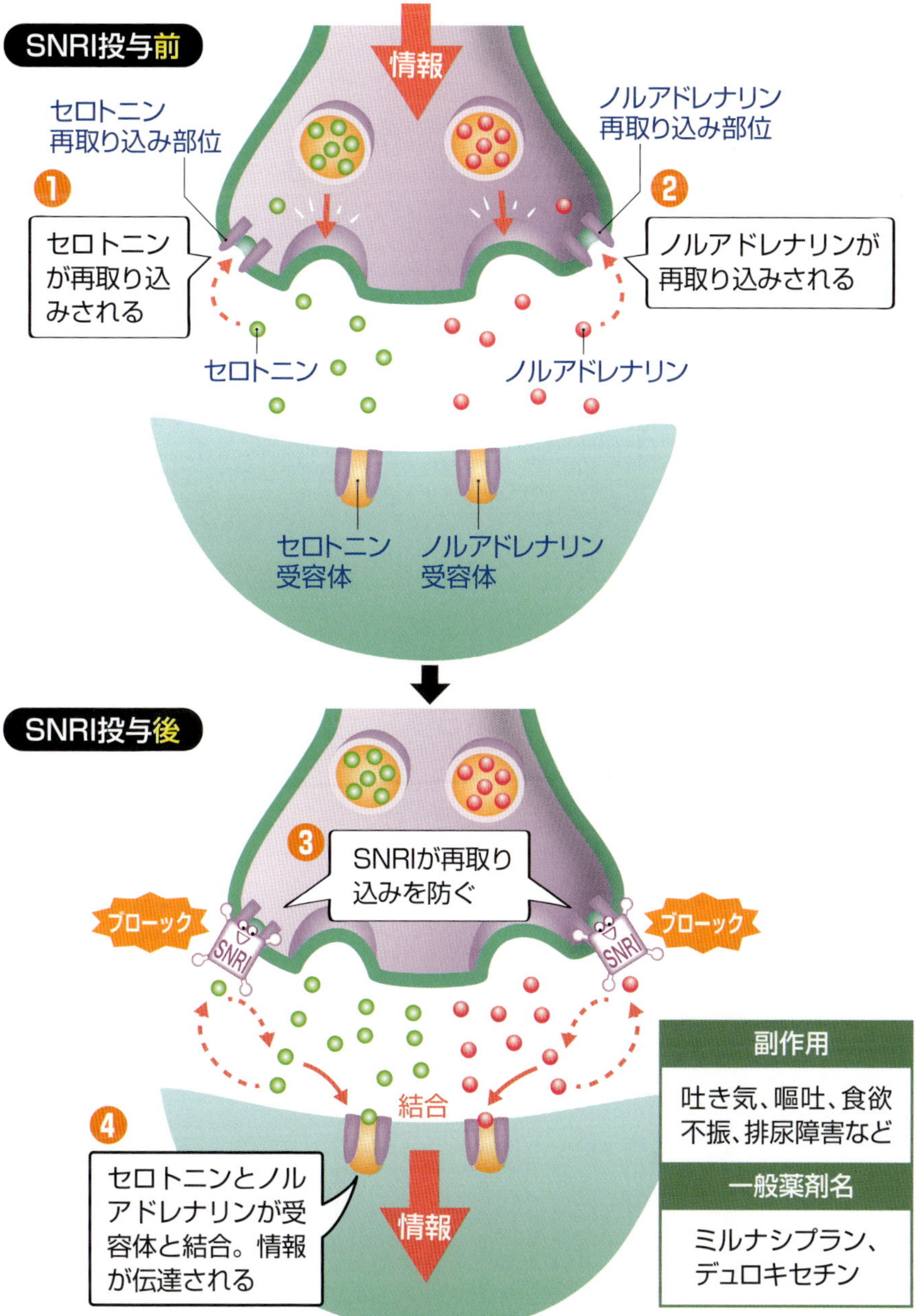
SNRI投与前
情報
セロトニン
再取り込み部位
ノルアドレナリン
再取り込み部位
1
セロトニンが再取り込みされる
2
ノルアドレナリンが再取り込みされる
セロトニン
ノルアドレナリン
セロトニン
受容体
ノルアドレナリン
受容体
SNRI投与後
3
SNRIが再取り込みを防ぐ
ブロック
ブロック
SNRI
SNRI
結合
4
セロトニンとノルアドレナリンが受容体と結合。情報が伝達される
情報

副作用
吐き気、嘔吐、食欲不振、排尿障害など
一般薬剤名
ミルナシプラン、デュロキセチン

抗うつ薬③「三環系抗うつ薬」

「三環系抗うつ薬」は、抗うつ薬のなかでももっとも歴史が古く、最初の三環系抗うつ薬は、先ほども述べたモノアミン仮説のもとになったイミプラミンです。1950年代当時、3つの環を持つ化学構造が統合失調症に有効であると考えられており、統合失調症の治療薬としてイミプラミンが開発されました。しかし、実際は統合失調症には効果がなく、うつ病に効果があることがわかり、イミプラミンは抗うつ薬として発売されることになったのです。

その後、イミプラミンをもとに、同じ3つの環を持つ化学構造の抗うつ薬が次々と誕生しました。これらをまとめて「三環系抗うつ薬」と呼んでいます。

三環系抗うつ薬は、セロトニンとノルアドレナリンの再取り込みを強力に阻害することで、その働きを増強します。この作用機序だけをみると、SNRIと同じですが、三環系抗うつ薬はそのほかの神経伝達物質にも望ましくない影響を及ぼします。そのため、口の渇き、便秘、体重増加、めまい、ふらつきなどといった副作用が多くみられます。頻度は低いものの不整脈を誘発することもあり、大量に服用すると心停止に陥ることがあるので注意が必要です。

現在、日本で使用できる三環系抗うつ薬は、「イミプラミン（商品名：トフラニールなど）」をはじめ、「アミトリプチリン（商品名：トリプタノールなど）」、「クロミプラミン（商品名：アナフラニール）」など全部で8種類あります。

副作用の少ないSNRIが登場してからというもの、これら三環系抗うつ薬が第一選択薬として使われることはほとんどなくなりました。しかし、SSRIやSNRIが効かない場合の第二選択薬として、あるいは効果の強い三環系抗うつ薬を重症例の第一選択薬として用いることがあります。

もっとも歴史の古い抗うつ薬

三環系抗うつ薬の種類と特徴

一般名（商品名）	特徴
イミプラミン（トフラニール、イミドール）	ノルアドレナリンに対する作用の方が、セロトニンに対する作用よりも強い。考えることも行動することもつらくなる抑制症状の強いタイプに有効とされている
アミトリプチリン（トリプタノール、ノーマルン）	セロトニンに対する作用が相対的に強い。抗うつ効果だけでなく、気分を落ち着かせる作用にも優れ、不安や焦燥感の強いタイプに有効とされている
トリミプラミン（スルモンチール）	抗うつ効果のほか、気分を落ち着かせる働きがあり、不安や焦燥感の強いタイプに有効とされている
ノルトリプチリン（ノリトレン）	ノルアドレナリンに対する作用が相対的に強い。比較的副作用が少なく、SSRIやSNRIが効かない場合の第二選択薬として用いられることが多い
クロミプラミン（アナフラニール）	セロトニンに対する作用が相対的に強い。飲み薬と点滴薬の2通りの使い方ができ、重症例の入院治療で点滴薬として使用した場合の効果はとくに強く、効果が現れるのも早いとされている
アモキサピン（アモキサン）	ノルアドレナリンに対する作用とドーパミンに対する作用を持ち、優れた抗うつ効果を発揮するが、副作用は比較的少ない。幻覚や妄想をともなうタイプにも有効とされる
ロフェプラミン（アンプリット）	イミプラミンと作用機序は似ているが、副作用は比較的少ない
ドスレピン（プロチアデン）	アミトリプチリンと作用機序は似ているが、副作用は比較的少ない。ただし、抗うつ効果は弱い

その他の抗うつ薬

「四環系抗うつ薬」は、その名が示す通り、化学構造上4つの環を持つ抗うつ薬です。三環系抗うつ薬は副作用が多かったことから、より安全性の高い薬が望まれ、四環系抗うつ薬が生まれました。

四環系抗うつ薬は、三環系に比べるとたしかに副作用は少ないのですが、肝心の抗うつ効果が弱いというのが難点です。そのため、それほど広くは普及しませんでした。ただ、まったく使われていないというわけではなく、副作用が少ないというメリットから、副作用の出やすい高齢者の患者さんに処方されたり、眠気を誘う作用があることから、不眠をともなうタイプのうつ病に用いられたりすることがあります。

「NaSSA」（ナッサと呼ぶ）は、もっとも新しい抗うつ薬です。正式には「Noradrenergic and Specific Serotonergic Antidepressant」といい、日本語では「ノルアドレナリン作動性・特異的セロトニン作動性抗うつ薬」と訳されます。その作用機序は、セロトニンとノルアドレナリンの再取り込みを阻害するのではなく、分泌を増やすことで作用を増強します。

NaSSAは抗うつ効果が強く、SSRIやSNRIによくみられる消化器症状などの副作用は少ないのですが、眠気と食欲亢進の副作用が強く、これらの副作用により服用を中断される人もいます。しかし、眠気や食欲亢進といった副作用は、うつ病にみられる不眠や食欲不振の改善と表裏一体であり、患者さんの症状に合わせて使い分けることで、効果的に使用することができると考えられています。

抗うつ薬には、その他にもどのグループにも属さない「トラゾドン」と「スルピリド」があります。いずれも抗うつ効果は弱く、第一選択薬として用いられることはありませんが、抗うつ効果以外の作用を生かした使い方がされています。

タイプ別にいろいろある抗うつ薬

その他の抗うつ薬の種類と特徴

四環系抗うつ薬

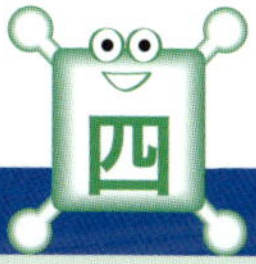

一般名（商品名）	特徴
マプロチリン（ルジオミール、クロンモリンなど）	四環系のなかでは抗うつ効果が高い。不安や焦燥感の強いタイプにも有効とされる
ミアンセリン（テトラミド）	三環系抗うつ薬の作用を増強するために併用することがある。眠気を誘う作用が強いことから、不眠をともなう場合に睡眠薬代わりに処方されることもある
セチプチリン（テシプール）	ミアンセリンと化学的性質が似ており、眠気を誘う作用が強い。不眠やイライラの改善に有効とされている

NaSSA

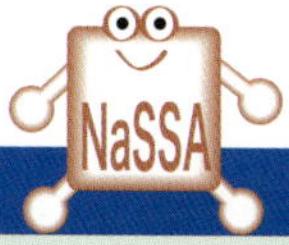

一般名（商品名）	特徴
ミルタザピン（リフレックス、レメロン）	抗うつ効果が強く、効果が現れるのも早い。眠気と食欲亢進の副作用が強いが、うつ病にともなう不眠や食欲不振には有効に作用するため、症状に合わせて使い分けることで効果を発揮するといえる

その他の抗うつ薬

一般名（商品名）	特徴
トラゾドン（デジレル、レスリンなど）	気分を落ち着かせる作用が強く、不安や焦燥感の強いタイプに有効とされている。眠気を誘う作用に優れていることから、睡眠薬として用いられることもある
スルピリド（ドグマチール、アビリット、ミラドールなど）	抗精神病薬に分類される薬だが、日本では抗うつ薬としても用いられている。消化性潰瘍にも用いられる

患者さんごとに有効な抗うつ薬を選択する

抗うつ薬は、抑うつ効果に優れ、副作用がより少なく安全なものを求めて開発されています。三環系抗うつ薬は、発売当時は画期的な抗うつ薬として広く用いられていました。しかし副作用が多かったため、より安全性の高い薬として四環系抗うつ薬が生まれたのですが、抗うつ効果が弱いという弱点がありました。

三環系と四環系の弱点を克服して生まれたのがSSRIです。その後、SNRI、NaSSAが開発され、これら3つは新しいタイプの抗うつ薬として、現在、広く普及しています。

通常、軽度〜中等度のうつ病の薬物療法では、SSRI、SNRI、NaSSAのいずれかを第一選択薬として用います。しかし、これらの抗うつ薬が効かない患者さんや、重症の患者さんには、抗うつ効果がより強い三環系抗うつ薬が用いられることもあります。また、抗うつ効果は十分に得られていても、副作用が強く現れてしまった場合は、別の抗うつ薬に切り替える必要が出てきます。

どの抗うつ薬が自分に合っているのかは、1つの薬を3〜4週間飲んでみないと、判断することはできません。一方で、他の病気を持っていたり、その治療のために何らかの薬を服用している場合などは、通常の第一選択薬が禁忌《きんき》（使ってはいけない）となることもあります。

通常はSSRI、SNRI、NaSSAが第一選択薬になると述べましたが、第一選択薬がもっとも優れた抗うつ薬とは限りません。数ある抗うつ薬のなかで、どれが一番優れているのかは、患者さんによって異なるということです。

言い換えれば、「抗うつを改善し、心身の健康に悪影響を及ぼさず、継続して飲める薬」こそが、その人にとってもっとも優れた抗うつ薬です。そのことを十分に理解しておきましょう。

抗うつ薬の使われ方（軽度～中等度のうつ病の場合）

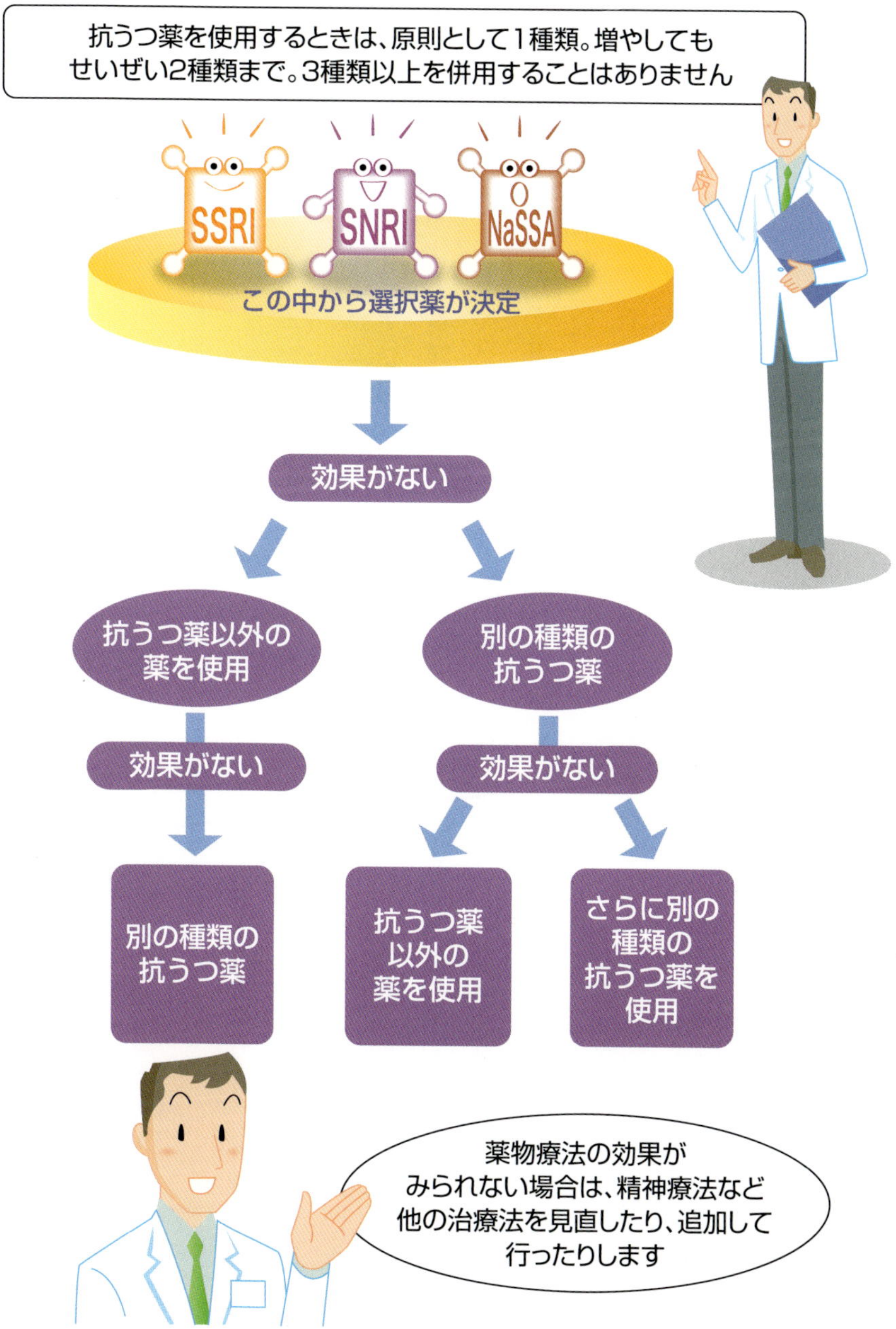
抗うつ薬を使用するときは、原則として1種類。増やしても
せいぜい2種類まで。3種類以上を併用することはありません
SSRI
SNRI
NaSSA
この中から選択薬が決定
効果がない
抗うつ薬以外の
薬を使用
別の種類の
抗うつ薬
効果がない
効果がない
別の種類の
抗うつ薬
抗うつ薬
以外の
薬を使用
さらに別の
種類の
抗うつ薬を
使用
薬物療法の効果が
みられない場合は、精神療法など
他の治療法を見直したり、追加して
行ったりします

服用は医師の指示に従う

自分に合った抗うつ薬を早くみつけるためにも、薬は必ず医師の指示に従って服用するようにしましょう。

抗うつ薬は、必要十分量を正しく飲まないと効果が得られません。そして、この「必要十分量」というのは、個人差があります。早く効果を得たいからといって、たくさん飲んでも意味がないどころか、重大な副作用が現れることもあります。

医師は、最初は少量の抗うつ薬を短期間処方し、効果と副作用を慎重にみながら、継続できそうなら少しずつ量を増やすといったやり方で、その人の必要十分量を探っていきます。ですから、薬の量が増えたからといって、病気が悪化したわけではありません。

また、抗うつ薬は、飲めばたちまち効果が得られるというものではありません。むしろ飲み始めのころは、効果よりも副作用の方が強く感じられるかもしれませんが、勝手な判断で薬を止めるのではなく、まずは主治医に相談するようにしましょう。

抗うつ薬は急に止めると、不安や焦燥感、気分の動揺、不眠などの症状が強く現れることがあるからです。

抗うつ薬の効果が現れるには、飲み始めてから最低でも2週間はかかるとされています。ただ、効果が現れてくると、気分の良い日も出てくるかもしれません。くれぐれも「今日は気分がいいから1日薬を休みにしよう」などと、勝手に判断しないようにしてください。

最初の効果が現れても、その人に合った必要十分量に達するまで薬の量を調整していく期間を考えると、3〜4週間は飲み続けなければ有効かどうかの判断はできません。その間は医師の指示に従って、決められた量を守り、正しく服用しましょう。

抗うつ薬はオーダーメイド

**抗うつ薬は「必要十分量」を医師の指示に従って
正しく飲まないと効果が得られない**

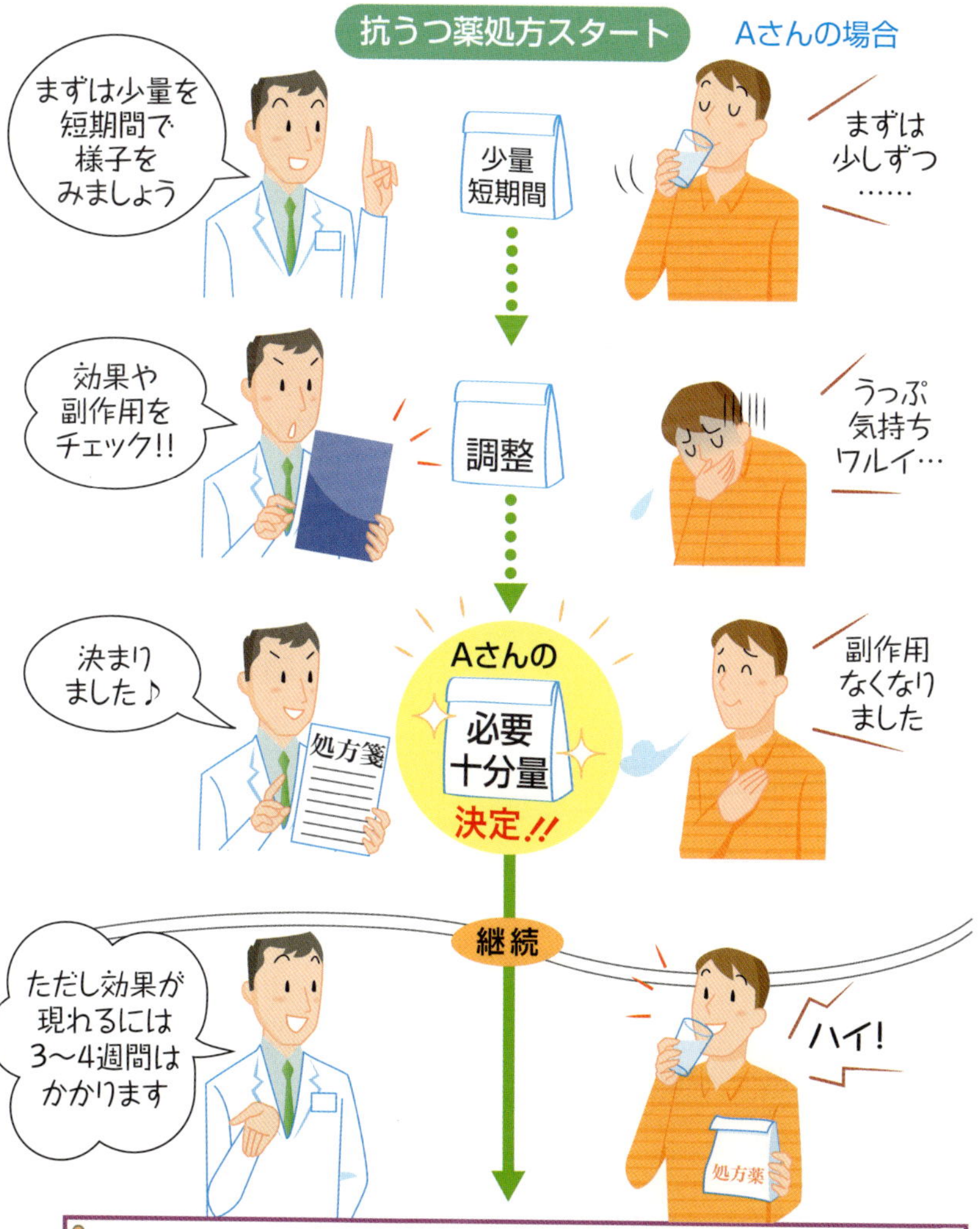
抗うつ薬処方スタート
Aさんの場合
まずは少量を短期間で様子をみましょう
少量
短期間
まずは少しずつ……
効果や副作用をチェック!!
調整
うっぷ気持ちワルイ…
決まりました♪
処方箋
Aさんの
必要十分量
決定!!
副作用なくなりました
継続
ただし効果が現れるには3〜4週間はかかります
ハイ!
処方薬

抗うつ薬は急に止めるとうつ症状が強く出ることがある。医師の指示に従って、正しく服用しよう!!

服用中にからだの変調を来したら…

　抗うつ薬は、必要十分量を一定期間服用するというのが原則ですが、服用中、何かからだに変調を来したときは、直ちに主治医に伝えましょう。

　どのような薬にも副作用はありますが、抗うつ薬の特徴として、比較的早い段階で副作用が現れることがあります。抗うつ薬は、効果が現れるまでに時間がかかるため、副作用の方が先に現れることも少なくありません。抑うつ症状が改善されないのに、副作用が現れるというのはつらいものです。しかし、勝手に薬を止めてしまうと、効果があったのかどうかもわからず、症状も良くなりません。まずは主治医に相談して、薬の量を加減したり、別の薬に切り替えるなどしながら、抗うつ薬による治療そのものは続ける必要があります。

　抗うつ薬のなかでも、ＳＳＲＩやＳＮＲＩは、飲み始めて2週間以内に吐き気や嘔吐、食欲不振などの消化器症状が現れやすいものです。ただ、これらの症状は薬を飲み続けているうちに、多くは自然に軽快するといわれています。

　そのほかにも、抗うつ薬には口の渇き、便秘、眠気、食欲亢進や体重増加、めまいやふらつきなどがみられることがあります。これらの不快な症状は、うつ病による身体症状の可能性も考えられます。副作用なのか、うつ病による症状なのかは、主治医でないと判断できません。

　さらに、不整脈や頻脈、動悸、尿が出にくくなるなど、重大な副作用が現れることもあります。このような副作用が現れたときは、即、薬の服用を中止し、主治医に連絡してください。

　うつ病の治療中には、別の病気にかかったり、女性は妊娠したりすることもあるでしょう。このような場合も、抗うつ薬の種類や量を考慮する必要があります。必ず主治医に報告するようにしてください。

服用中に注意すること

◇ 抗うつ薬の副作用と注意点 ◇

副作用	注意点
吐き気、嘔吐、食欲不振などの消化器症状	飲み始め(2週間以内)に現れやすい。自然に軽快するものがほとんどだが、主治医に相談を
口の渇き、便秘、眠気、食欲亢進、体重増加、めまい、ふらつき	うつ病からくる症状か、副作用によるものか、自己判断は危険。主治医に相談を
不整脈、頻脈、動悸、排尿障害	注 薬の服用を即中止。主治医に連絡を!!

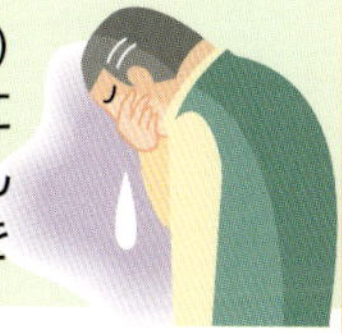

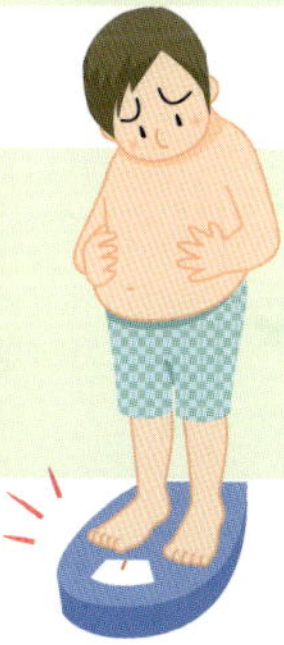

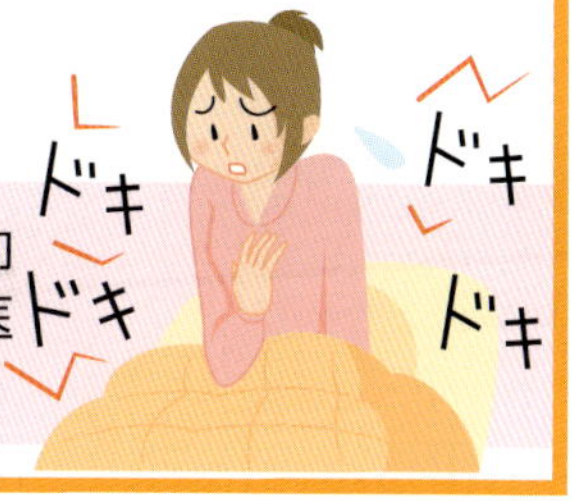

◇ その他の服用中の注意点 ◇

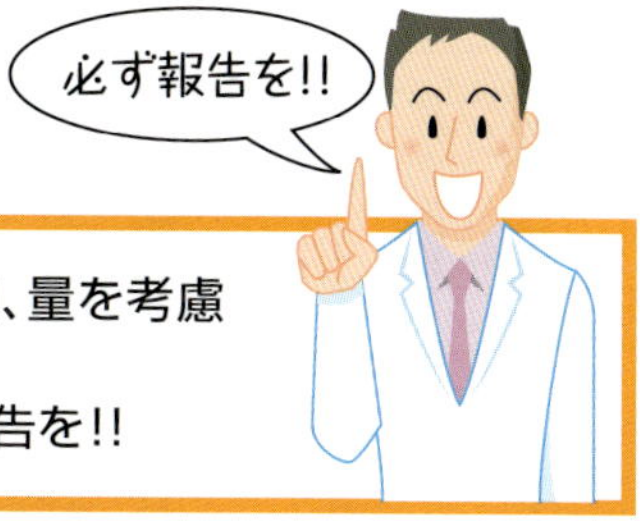

別の病気にかかったり妊娠など	注 抗うつ薬の種類、量を考慮する必要あり。必ず主治医に報告を!!

抗うつ薬はいつまで飲み続ければよいのか?

典型的なうつ病では、抗うつ薬を服用するなど適切な治療を続けていると、回復期と呼ばれる時期を迎えます。回復期は、良くなったり悪くなったりをくり返しながら、徐々に気分よく過ごせる日が多くなってきます。そして、2ヵ月以上、症状がみられなければ、寛解となります。

この時期になると、多くの患者さんが「もう薬は必要ないだろう」と思うものです。しかし、ここで薬を中断してはいけません。寛解とは、元気を回復した状態を示しますが、完治とは違います。うつ病は再発しやすい病気です。患者さんが「治った」と感じても、うつ病の火種がくすぶっている可能性があるのです。

そこで、うつ病の場合は、寛解後に再発予防期と呼ばれる時期があり、再発を予防するための維持療法が必要になります。維持療法とは、もとの生活や職場に復帰できたあとも、抗うつ薬の服用をはじめとする治療を継続することをいいます。抗うつ薬による維持療法を行った場合は、維持療法を行わなかった場合にくらべて再発の頻度が低くなるという研究報告もあり、維持療法の再発予防効果が認められています。

では、再発予防期はどのくらい続くのでしょうか?

初めてうつ病になった患者さんは、少なくとも半年は薬の服用を続ける必要があります。再発を何度もくり返している患者さんや、症状が残っている患者さん、重度の患者さんは1~2年程度、あるいはそれ以上の長期にわたって治療が必要になる場合もあります。

薬を長期間飲み続けることに不安を感じる人もいるかもしれませんが、再発をくり返せばくり返すほど、うつ病は治りにくくなります。主治医の指示に従い、根気よく治療に取り組みましょう。

大切な寛解後の「再発予防期」

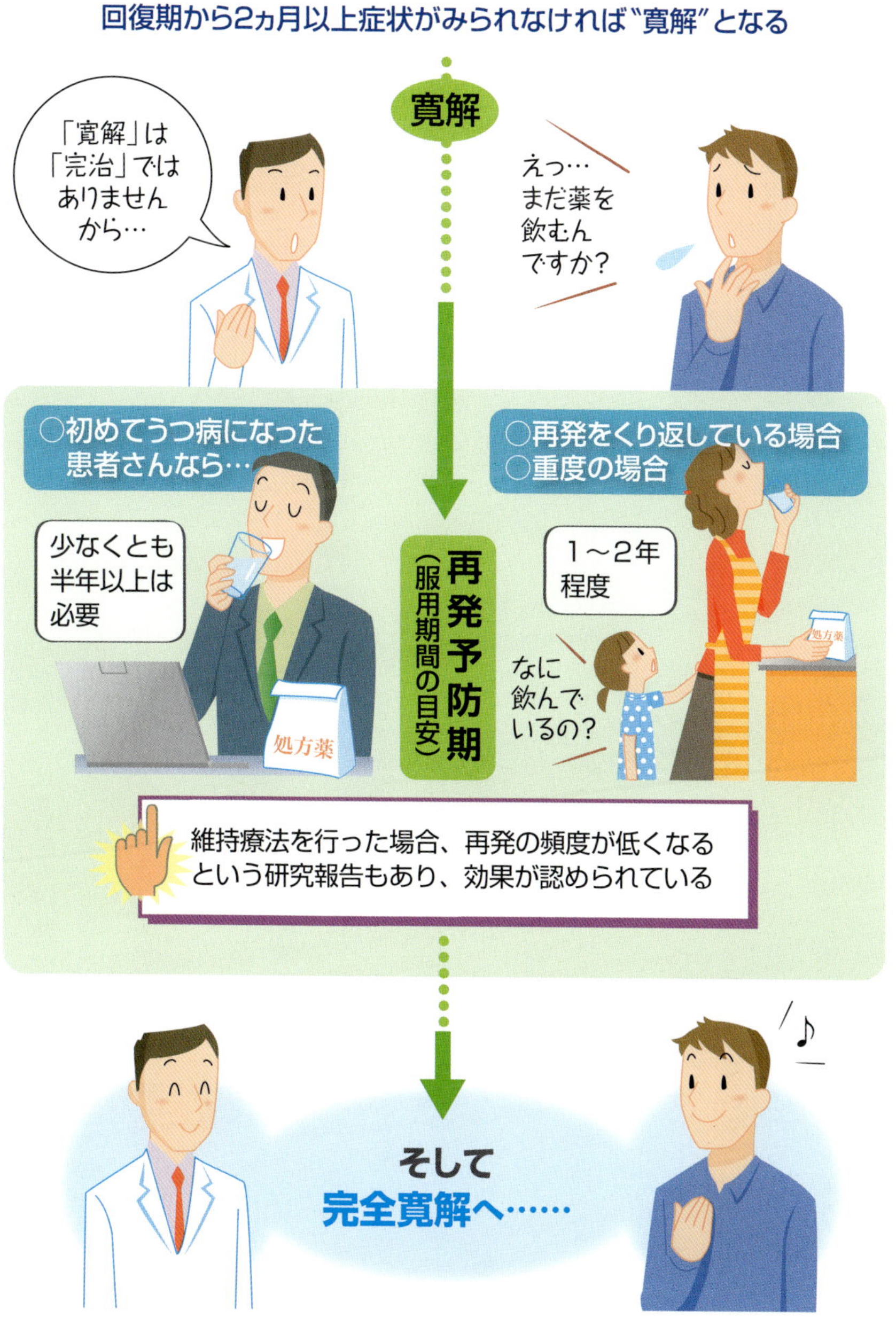
回復期から2ヵ月以上症状がみられなければ"寛解"となる
寛解
「寛解」は「完治」ではありませんから…
えっ…まだ薬を飲むんですか?
○初めてうつ病になった患者さんなら…
少なくとも半年以上は必要
処方薬
再発予防期
(服用期間の目安)
○再発をくり返している場合
○重度の場合
1～2年程度
なに飲んでいるの?
処方薬
維持療法を行った場合、再発の頻度が低くなるという研究報告もあり、効果が認められている
♪
そして
完全寛解へ……

抗うつ薬と併用される治療薬①
～抗不安薬、睡眠薬

ここまでは、抗うつ薬の特徴や使い方について述べてきましたが、うつ病の薬物療法では、抗うつ薬の効果を引き出したり、足りない部分を補うために、抗うつ薬以外の薬が用いられることもあります。代表的な薬をいくつか紹介しておきましょう。

不安感が強い場合や、イライラ感や焦燥感が強い患者さんには、「抗不安薬」が処方されることがあります。抗不安薬は、精神安定剤と呼ばれることもあり、「依存症になるのでは？」「中毒になるのでは？」などと、抵抗を感じる人もいるかもしれません。しかし、抗不安薬の役割を正しく理解し、上手に用いることも大切です。

抗不安薬は、脳の神経伝達物質を調節することで精神的な症状を改善する向精神薬の1つで、「GA《ガ》BA《バ》」という神経伝達物質に作用して、脳の興奮を抑えます。GABAは脳内の神経中枢を抑制する神経伝達物質で、抗不安薬はGABAを受け取るGABA受容体の働きを強めることで、不安や緊張を和らげます。

日本でよく使われている抗不安薬は、「ベンゾジアゼピン系*」と呼ばれるタイプの薬です。ベンゾジアゼピン系の抗不安薬は、服用後30分～1時間で効果を発揮するものが多く、抗うつ薬の効果が現れるまでの間、症状を少しでも楽にするために併用されることがあります。また、ベンゾジアゼピン系の薬のなかには、眠気を誘う作用に優れたものもあり、不眠をともなう患者さんには睡眠薬として処方されることもあります。

抗不安薬や睡眠薬は、うつ病の不安や不眠の改善に役立ちますが、うつ病そのものを改善する効果はありません。そのため、単独で使用されることはほとんどなく、抗うつ薬と併用するのが普通です。

用語解説　ベンゾジアゼピン系　エチゾラム（デパス）、ブロチゾラム（レンドルミン）、アルプラゾラム（ソラナックス）、ジアゼパム（セルシン）などがある。※（ ）内は商品名

抗うつ薬を補助する薬　その1

抗うつ薬

＋

「抗不安薬」

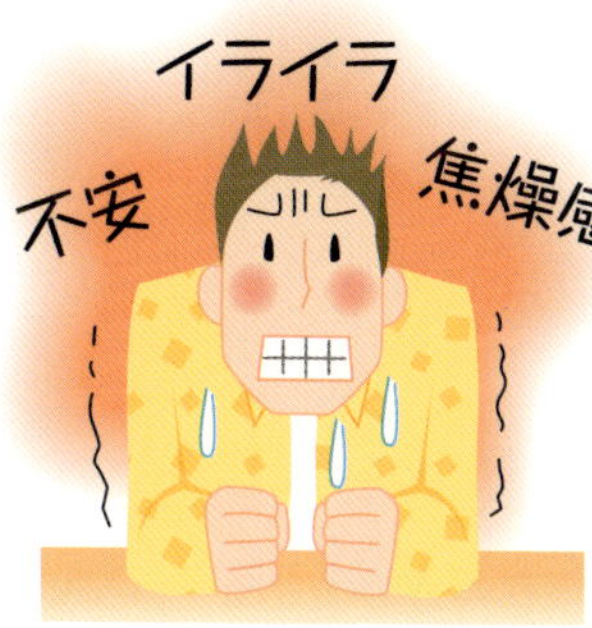
イライラ
不安
焦燥感

不安感やイライラ、焦燥感が強いとき処方されることがある

併用される抗不安薬

ベンゾジアゼピン系

「GABA《ガバ》」という神経伝達物質に作用。脳の興奮を抑える

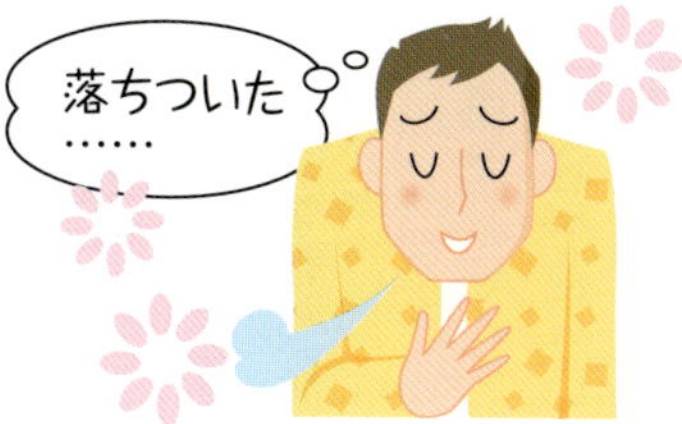
落ちついた
……

＋

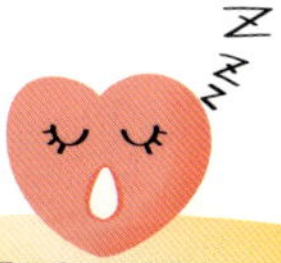

「睡眠薬」

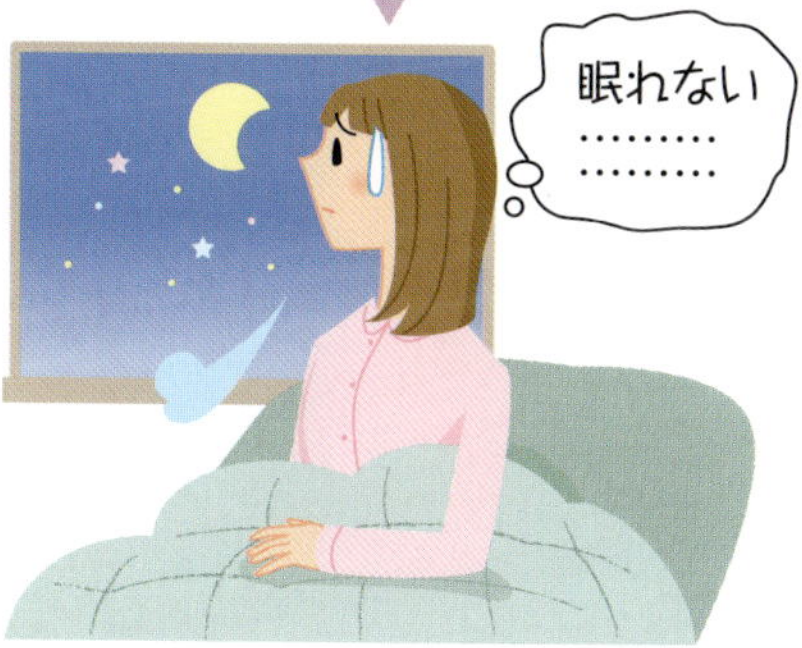
眠れない
………
………

抑うつの症状として「不眠」が続くとき処方されることがある

併用される睡眠薬

ベンゾジアゼピン系

抗不安薬と同様、不眠の改善にも使われている

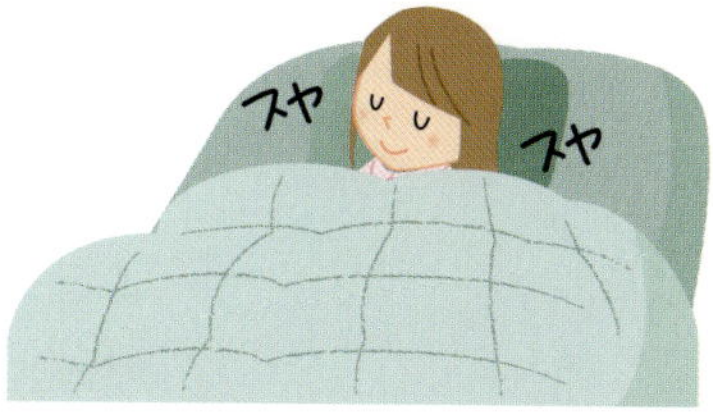
スヤ
スヤ

抗うつ薬と併用される治療薬②
～気分安定薬、抗精神病薬

その他にも、うつ病の薬物療法では、保険適応外ですが「気分安定薬」や「抗精神病薬」といった薬が用いられることがあります。

気分安定薬は、極端に気分が高揚したり、逆に落ち込んだりと、波のある精神状態を平らにする作用を持つ薬です。抑うつ状態と躁《そう》状態をくり返す双極性障害の治療薬として用いられることが多いのですが、うつ病に用いられることもあります。うつ病では、抗うつ薬の効果が十分に得られないときに、その抗うつ薬の効果を高めるために気分安定薬を併用することがあります。

うつ病に用いられる気分安定薬には、「リチウム（商品名：リーマスなど）」「バルプロ酸（商品名：デパケンなど）」「カルバマゼピン（商品名：テグレトールなど）」がありますが、日本でよく使われているのはリチウムです。少量を用いる分には比較的副作用の少ない薬ですが、量が多すぎると「リチウム中毒」を起こすことがあり、定期的に血液検査を受けて、リチウムの血中濃度をチェックする必要があります。

抗精神病薬は、主にドーパミンの働きを抑えることで、強い興奮を鎮める薬です。うつ病のなかでも、妄想や幻覚がみられる精神病性のものに用いられます。多くの場合は、抗うつ薬と併用しますが、興奮が強い患者さんや、自殺のリスクが高い患者さんには、第一選択薬として用いられることもあります。

また、抗精神病薬では、2013年に「アリピプラゾール*（商品名：エビリファイ）」という統合失調症の薬がうつ病にも使用できるようになりました。アリピプラゾールは、ドーパミンとセロトニンに作用することから、意欲や興味、喜び、認知機能のほか、不安症状の改善にも効果があるとされています。

用語解説　アリピプラゾール　抑うつ症状が抗うつ薬による治療では改善されない場合、抗うつ薬に上乗せすることによって抗うつ効果が増強すると考えられている。

抗うつ薬を補助する薬　その2

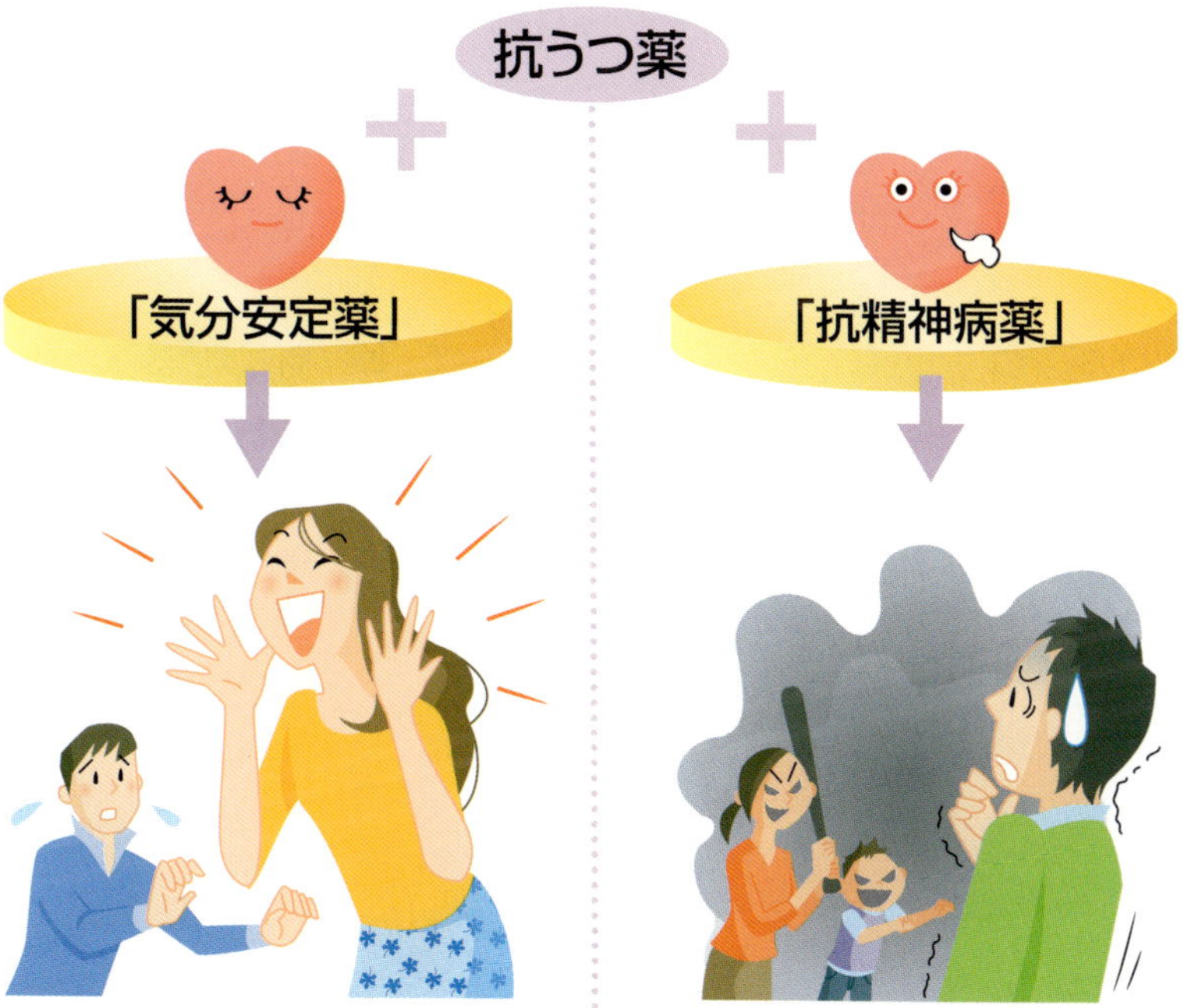

極端な気分の高揚、落ち込みの状態をくり返す「双極性障害」の治療薬として用いられることが多い。抗うつ薬の効果を高めるために使用される

併用される気分安定薬

一般名	商品名
リチウム	リーマス
バルプロ酸	デパケン
カルバマゼピン	テグレトール

妄想や幻覚がみられる精神病性のものに用いられる。抗うつ薬と併用するが、自殺のリスクが高い患者さんには第一選択薬として用いられることがある

併用される抗精神病薬

一般名	商品名
アリピプラゾール	エビリファイ

※ドーパミンとセロトニンに作用する。意欲、興味、喜び、認知機能のほか、不安症状の改善にも効果があるとされている

うつ病の精神療法

精神療法の目的と効果

抑うつなどの症状の改善には薬物療法が行われますが、うつ病の重要な危険因子とされている性格傾向や環境要因などに対して、精神療法が行われます。また、精神療法は治療のみならず、再発を予防するためにも行われています。

精神療法とは、うつ病発症のきっかけとなったストレスや生活・社会環境、さらには自分の性格傾向やものの考え方などを患者さん自身が見つめ直し、自ら解決できるよう医師などの治療者が援助する療法をいいます。

精神療法の目的はいくつかあり、まず1つは、うつ病という病気を正しく理解し、病気を受け入れられるようになることです。病気の原因や治療法に対する誤った認識があれば修正し、薬物療法の必要性を理解することで、適切な治療を継続することができるようになります。

2つ目は、症状の変化に患者さん自らが気づく方法を身につけることです。症状の発現と、周囲の環境や人間関係、生活行動などとの関係を理解し、どのような状況で症状が再燃・再発するのかを予測できるようになれば、早い段階で適切に対処することができます。

そして3つ目は、うつ病発症後に生じた日常的・社会的な障害を取り除き、社会機能を回復させていくことです。

うつ病における精神療法には、さまざまな種類がありますが、いずれも休養と薬物療法である程度症状を落ち着かせたあと、患者さんが自分自身を少し客観的にみられるようになってから行うのが一般的です。

主な精神療法

認知行動療法

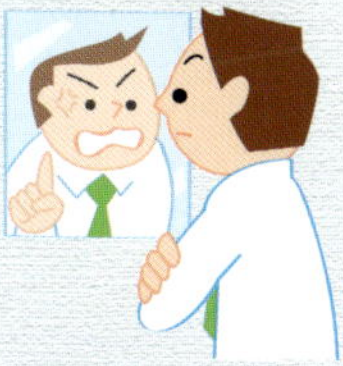

うつ病の患者さんは、物事を否定的にとらえやすい傾向がある。そこで、自分の考え方の癖や偏りに気づき、できるだけストレスを受けにくい考え方に修正していく

精神分析療法

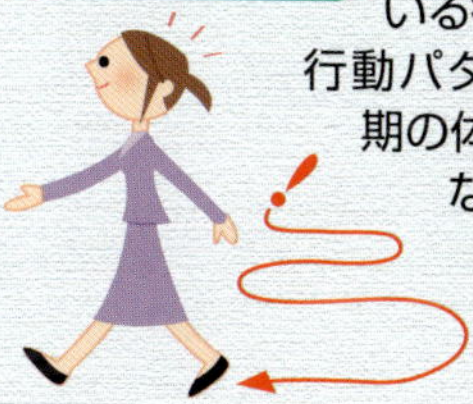

無意識のうちにくり返している行動パターンと、その行動パターンのルーツ(幼児期の体験など)を探っていくなかで、心に潜む問題点をみつけ出し、解決することで、深い葛藤から解放する

支持療法

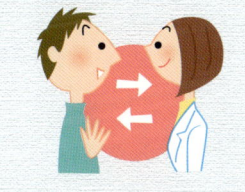

患者さんの訴えをよく聞き、共感・支持することで患者さんの気持ちを支えていく療法。患者さんの不安を減らすことで、本来の適応能力の回復をめざす

対人関係療法

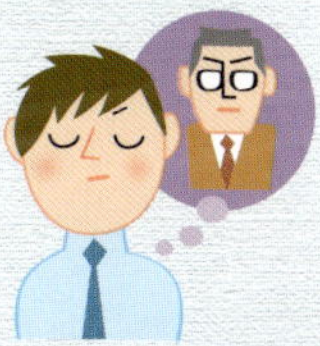

患者さんが抱える問題を対人関係に絞って重点的に改善を図り、ストレスを軽減することをめざす。自分の性格を変えようとするのではなく、ストレスを感じにくくなる方法を探る

内観療法

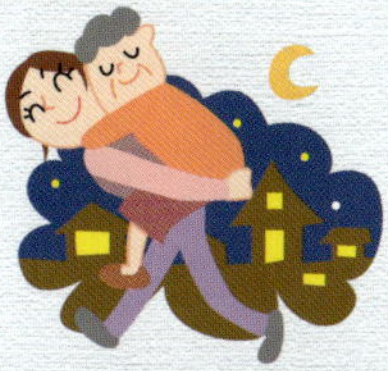

自らの過去を振り返り、自分が周りにしてあげたこと、周りからしてもらったことを思い出し、他人への感謝の気持ちや自己肯定の気持ちを取り戻すことで、抑うつ気分の改善をめざす

森田療法

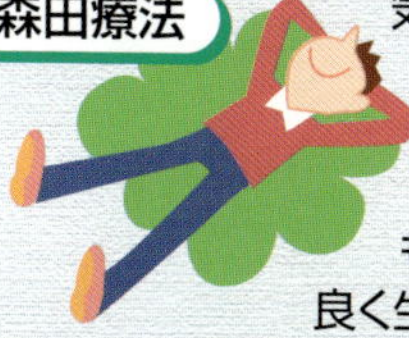

気分や感情をコントロールしようとせず、〝あるがままの自分〟を受け入れようという療法。葛藤を抱えながらも、自然な自分の姿でより良く生きていけるようにする

家族療法

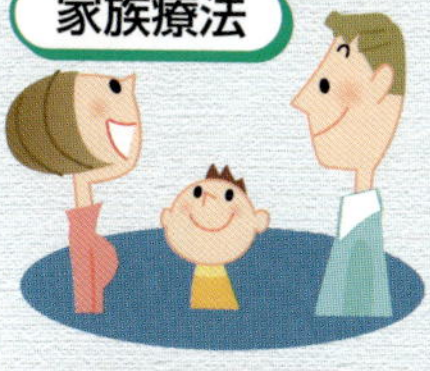

心の病気を個人の問題としてとらえるのではなく、家族全体の問題としてとらえ、家族全員を治療の対象とする。家族全員での話し合いのなかで、家族関係の歪みをみつけ、互いに理解を深めることをめざす

思考バランスを養う「認知行動療法」

「認知行動療法」とは、うつ病になりやすい思考パターンに自ら気づき、バランスの良い考え方に修正していこうとする療法です。

物事のとらえ方や考え方のことを「認知」といいます。私たちの気分は、認知のあり方によって大きく影響されることが知られています。同じ出来事に直面しても、認知のあり方によって気分は変わるということです。

たとえば、恋人や友人に送ったメールの返信がこないという状況で、「返信する暇もないほど忙しいのだな」と軽く受け流せる人もいれば、「何か怒らせるようなことをしたのだろうか」と不安になったり、「自分は嫌われたのだ」と落ち込む人もいます。どちらがストレスになるかといえば、言うまでもなく後者です。うつ病の患者さんは、後者のように物事をマイナスにとらえやすい傾向にあり、これが大きなストレス要因になっていると考えられます。

そこで、認知行動療法では、何かマイナスの感情を抱くような出来事があったとき、なぜ自分はそのような感情を抱いてしまうのかを思い起こします。先ほどのメールの例で言うと、メールの返信がこないことに落ち込んだのは、「自分は嫌われているに違いない」と考えたからです。このような、ある出来事に対して瞬時に浮かぶ考えのことを「自動思考」といいます。自動思考に気づいたら、できるだけストレスにならない別の考え方ができないかを探っていきます。考え方の修正をくり返すことで、思考バランスを養っていくのです。

認知行動療法では、患者さん自身が思考の歪みに気づくことが必要です。また、歪んだ思考パターンを修正するための「宿題（コラム法など）」を課されることもあり、患者さんの積極的な姿勢が求められる療法といえます。

自分の思考パターンを知り、修正する「コラム法」

歪みを修正する「コラム法」

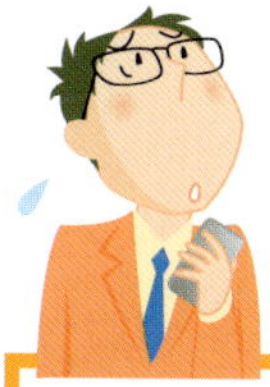

日々の生活のなかでマイナスの感情を抱いた出来事を書き出し、そのときの気分、自動思考、別の考えなどを記録することで、認知を検証し、修正するクセが身につく

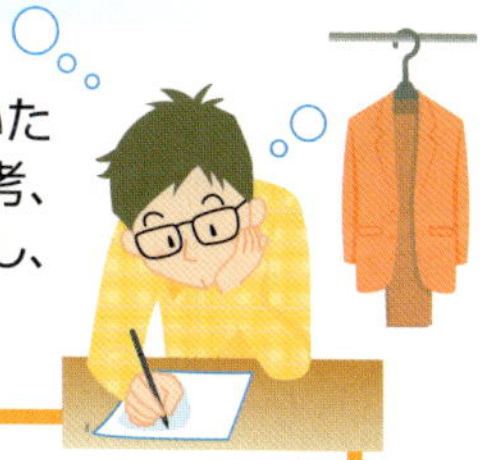

		記入例
1 状況	マイナスの感情を抱いたときの状況を記入	みんなの前で上司にミスを指摘された
2 気分	そのときの気分を記入。気分の強さを0～100%で評価	恥ずかしい(100%)、罪悪感(80%)、不安(80%)
3 自動思考	そのときに頭に浮かんだ考えを記入。その考えの確信度を0～100%で評価	みんなは自分をバカにしているに違いない(100%)、自分のせいでみんなに迷惑をかけてしまった(80%)、今後、重要な仕事は任されないだろう(80%)
4 別の考え	自動思考以外の考えを記入(採用する考えに◎)。その考えの確信度を0～100%で評価	この世に完璧な人間などいない、誰にだってミスはある(100%)、名誉挽回のチャンスはきっとある(80%)、とりかえしのつかないミスではないし、無能といわれたわけでもない(70%)、この経験を生かして、今後はミスをしないよう対策を立てよう(80%)
5 結果	採用した考えによって気分がどう変わったかを記入。気分の強さを0～100%で評価	恥ずかしい(50%)、罪悪感(40%)、不安(20%)

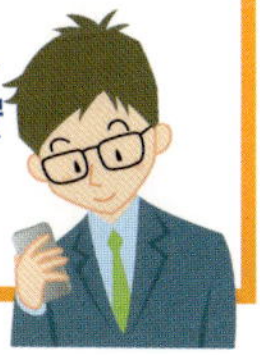

対人との混乱を防ぐ「対人関係療法」

ストレスはうつ病の発症や悪化に大きく関わる要因の1つです。なかでも対人関係の問題が関わっているケースは多いものです。

「対人関係療法」では、ストレスの問題を対人関係に絞って、解決する方法を探っていきます。

対人関係療法でとくに重要視する問題は全部で4つあり、まず1つが「悲哀」です。大切な人や大切なものを失ったときは、否認、怒り、悲嘆、脱愛着という一連の心理的プロセス*を経て、立ち直っていくものです。しかし、このプロセスがうまく進まないと、極端な悲哀、つまり抑うつ症状が現れます。そこで、まずは事実を受け止め、失った人や失ったものとの関係や思い出を一つひとつ整理することで、次への一歩を踏み出せるようにします。

2つ目は「対人関係上の役割をめぐる不和」です。周囲の人間関係のなかで、お互いが期待する役割にズレがあると、不和が生じます。このような場合は、お互いの気持ちのズレを明らかにしながら、関係を見直すなどして問題の解決を図ります。ただし、その関係がもはや修復不可能な段階にきている場合は、その人からうまく距離をおく方法を探ることもあります。

3つ目は「役割の変化」です。対人関係では、妊娠や出産、進学や昇進などによる役割の変化が問題になることがあります。変化にうまく対応できていないときは、周囲のサポートを受けられるようにしたり、新しい環境でもやっていけるという自信を取り戻す手助けをします。

以上の3つに当てはまらない場合は、4つ目の「対人関係の欠如」が考えられます。人間関係を築けない、すぐに破綻《はたん》してしまうなどの場合は、過去のうまくいかなかった人間関係などを振り返り、問題を明らかにしながら解決へと導きます。

用語解説 心理的プロセス　心が変化し、ある結果に至るまでの過程。

対人関係の問題――ストレスを解消する「対人関係療法」

「対人関係療法」でとくに重要視する問題は主に以下の4つ

1 悲 哀

大切な人や大切なものを
失ったとき

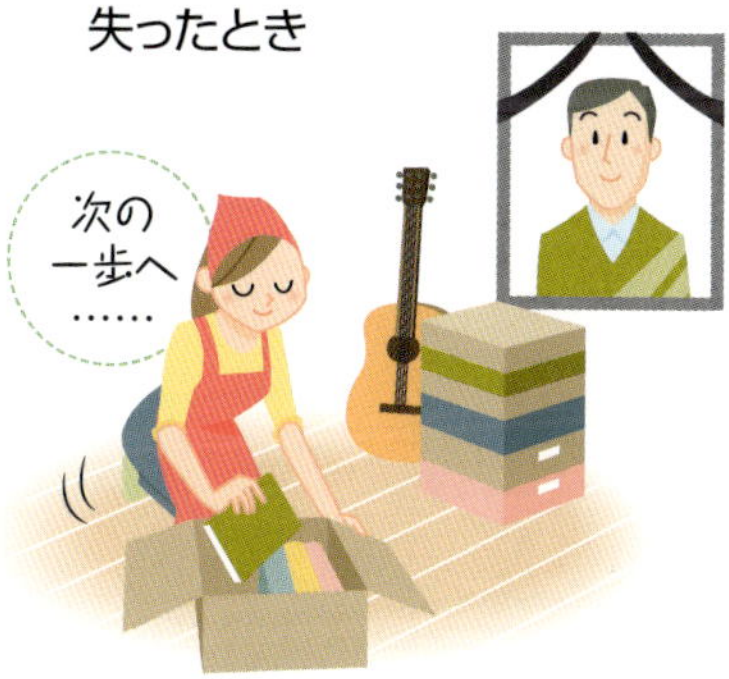
次の
一歩へ
……

解決法 事実を受け止め、失った人との関係や思い出を整理する

2 対人関係上の役割をめぐる不和

お互いが期待する役割に
ズレがあるとき

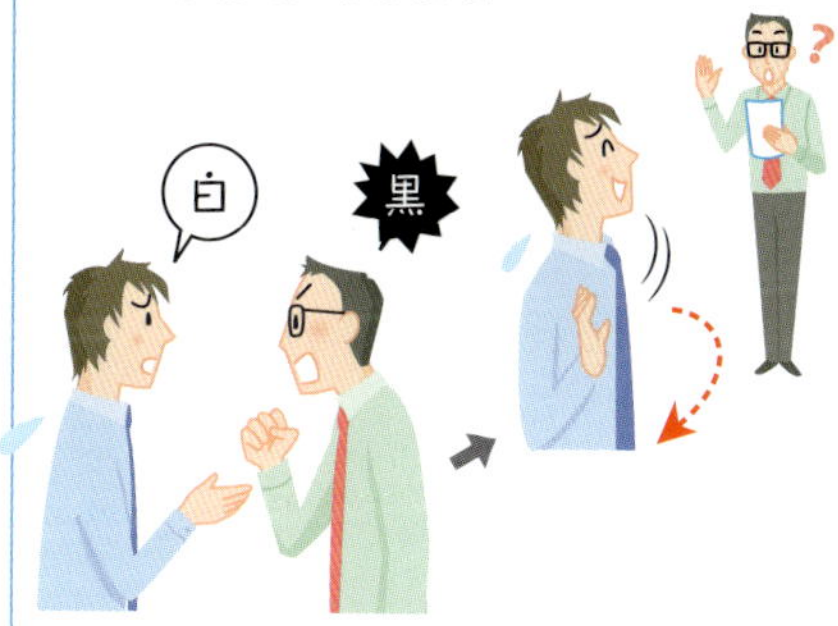
白
黒
?

解決法 「ズレ」を明らかにし、関係を見直す。修復不可能な場合は距離をおく

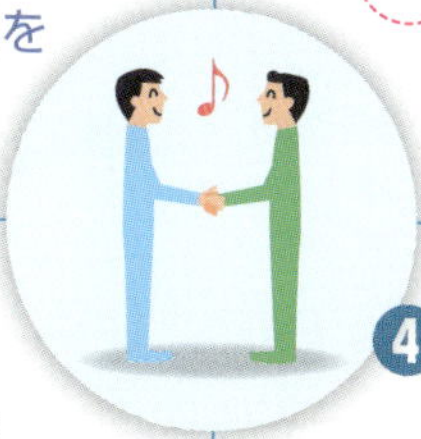

3 役割の変化

妊娠や出産、進学、昇進
など役割が変化したとき

解決法 「周囲のサポート」を受けられるようにする

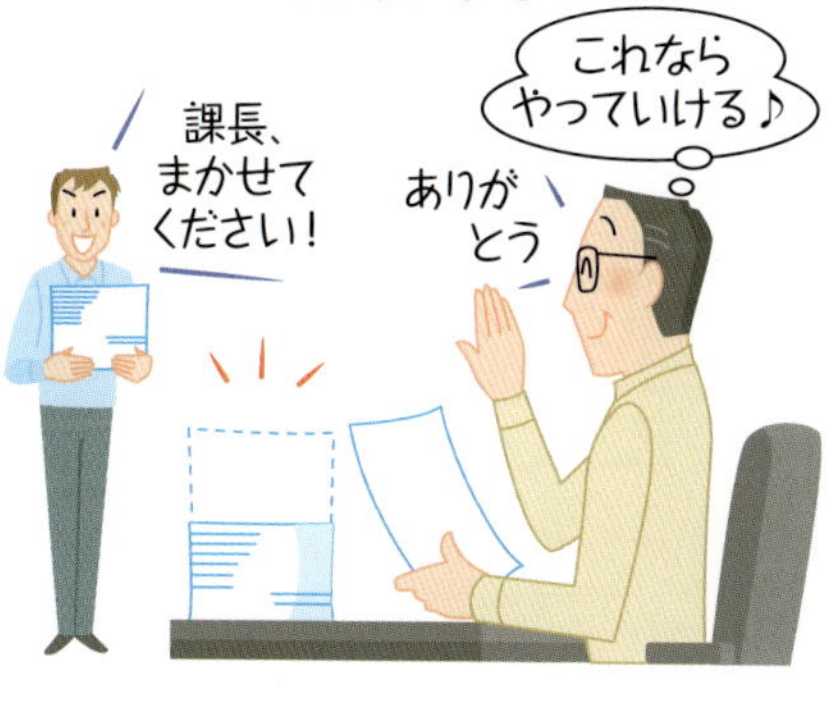
課長、
まかせて
ください!
これなら
やっていける♪
ありが
とう

4 対人関係の欠如

人間関係を築けない、
すぐに破綻してしまうとき

解決法 過去のうまくいかなかった人間関係の原因を振り返る

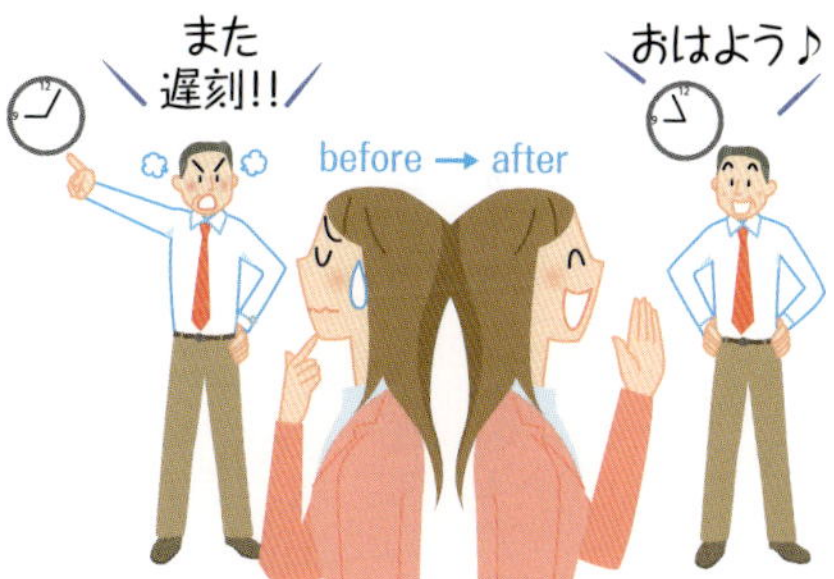
また
遅刻!!
before → after
おはよう♪

難治性うつ病の治療

難治性うつ病とは

　ここまでで紹介してきた薬物療法や精神療法を行ってでも抑うつ症状が改善しない場合、「難治性うつ病」と診断されることがあります。ただし、難治性うつ病とは、適切な治療を行っても改善がみられない状態を示す言葉であり、うつ病のタイプや重症度を示す呼称ではありません。一般的には、少なくとも2種類の抗うつ薬を1種類ずつ必要十分量、各々半年以上用いても症状が改善しないなどの場合に、難治性うつ病とみなされることが多いようです。

　ただ、本当に薬に抵抗性のある重症例の場合もありますが、実はうつ病という診断自体が誤りで、双極性障害や統合失調症だったなどというケースも、少なからずあります。難治性とされた場合は、再度診断を見直すことも必要です。

　それ以外の対処法としては、薬物療法のほか、身体療法が行われることもあります。心理的な側面から治療を試みる精神療法に対して、身体療法とは、身体面から精神疾患の治療を試みる療法をいいます。

　難治性うつ病の薬物療法では、抗うつ薬に加えて、通常のうつ病治療では用いられない薬を使います。なかでももっともよく使われるのは、「甲状腺ホルモン薬」です。甲状腺ホルモンは、食物から摂取した炭水化物やたんぱく質、脂肪の代謝を促すホルモンですが、脳の神経伝達物質の作用にも関わっていると考えられています。そのため、抗うつ薬と併用すると、抗うつ薬の効果が高まることがあります。

　その他には、ドーパミン*の作用を高める「ドーパミン作動薬」などが用いられることもあります。

用語解説　ドーパミン　神経伝達物質の１つで、やる気や意欲を生み出したり、快感や多幸感を得るなどの機能を担っている。

いろいろある「難治性うつ病」の治療法

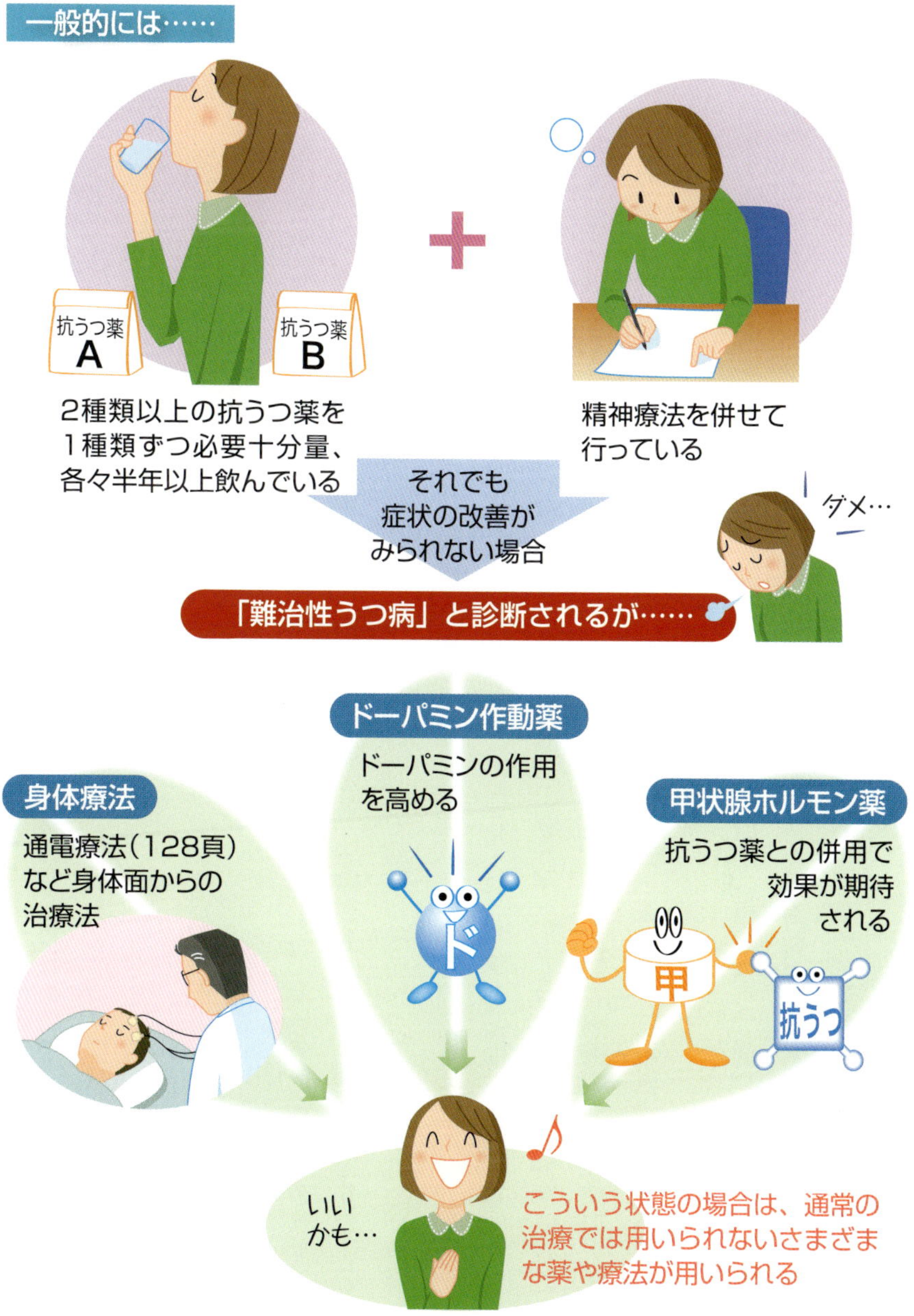
一般的には……
抗うつ薬 A
抗うつ薬 B
2種類以上の抗うつ薬を1種類ずつ必要十分量、各々半年以上飲んでいる
精神療法を併せて行っている
それでも症状の改善がみられない場合
ダメ…
「難治性うつ病」と診断されるが……
ドーパミン作動薬
ドーパミンの作用を高める
ド
身体療法
通電療法（128頁）など身体面からの治療法
甲状腺ホルモン薬
抗うつ薬との併用で効果が期待される
甲
抗うつ
いいかも…
こういう状態の場合は、通常の治療では用いられないさまざまな薬や療法が用いられる

神経細胞を活性化する「通電療法」

うつ病に対する身体療法には、「通電《つうでん》療法」「磁気刺激療法」「光《ひかり》療法」「断眠《だんみん》療法」などがあります。まずは通電療法から説明していきましょう。

通電療法とは、脳に電気的な刺激を与えることで、脳の神経細胞を活性化し、精神症状を改善する療法です。

電気刺激でなぜ抗うつ効果が現れるのかは、実はよくわかっていないのですが、通電療法を受けた患者さんは、脳の機能的不調が改善されることがわかっています。

通電療法は、以前は人為的にけいれん発作を起こさせるため、敬遠されがちでした。しかし今は、「筋弛緩《しかん》薬」という薬を用いることで、けいれんを起こすことなく安全に行えるようになっています。うつ病に対する有効率も7割程度と高く、現在は難治性うつ病の治療法として再評価されています。

治療は全身麻酔で行われるので、患者さんが苦痛を感じることはありません。全身麻酔を施して、筋弛緩薬を投与したあと、おでことこめかみの辺りにつけた電極パッドから電気を流します。通電時間は3秒ほどで、電気の量も患者さんに適した量が計算されているので、安心して受けることができます。

通電療法は、治療後すぐに効果が現れますが、3～6ヵ月ほどで効果がなくなってしまうため、再発を予防する効果はあまり期待できません。通電療法を受けたあとも、抗うつ薬の服用は必要です。

通電療法の副作用としては、治療後に興奮気味になることがあります。また、治療中や治療前の記憶が薄れることがありますが、これは次第に思い出してくる場合が多いようです。

なお、通電療法は難治性うつ病だけでなく、重度うつ病の患者さんや自殺のリスクの高い患者さん、高齢者や持病のため抗うつ薬を服用できない患者さんなども受けることができます。

再評価されている通電療法

「通電療法」は、難治性うつ病の治療法として近年、再評価されている

通電療法の手順

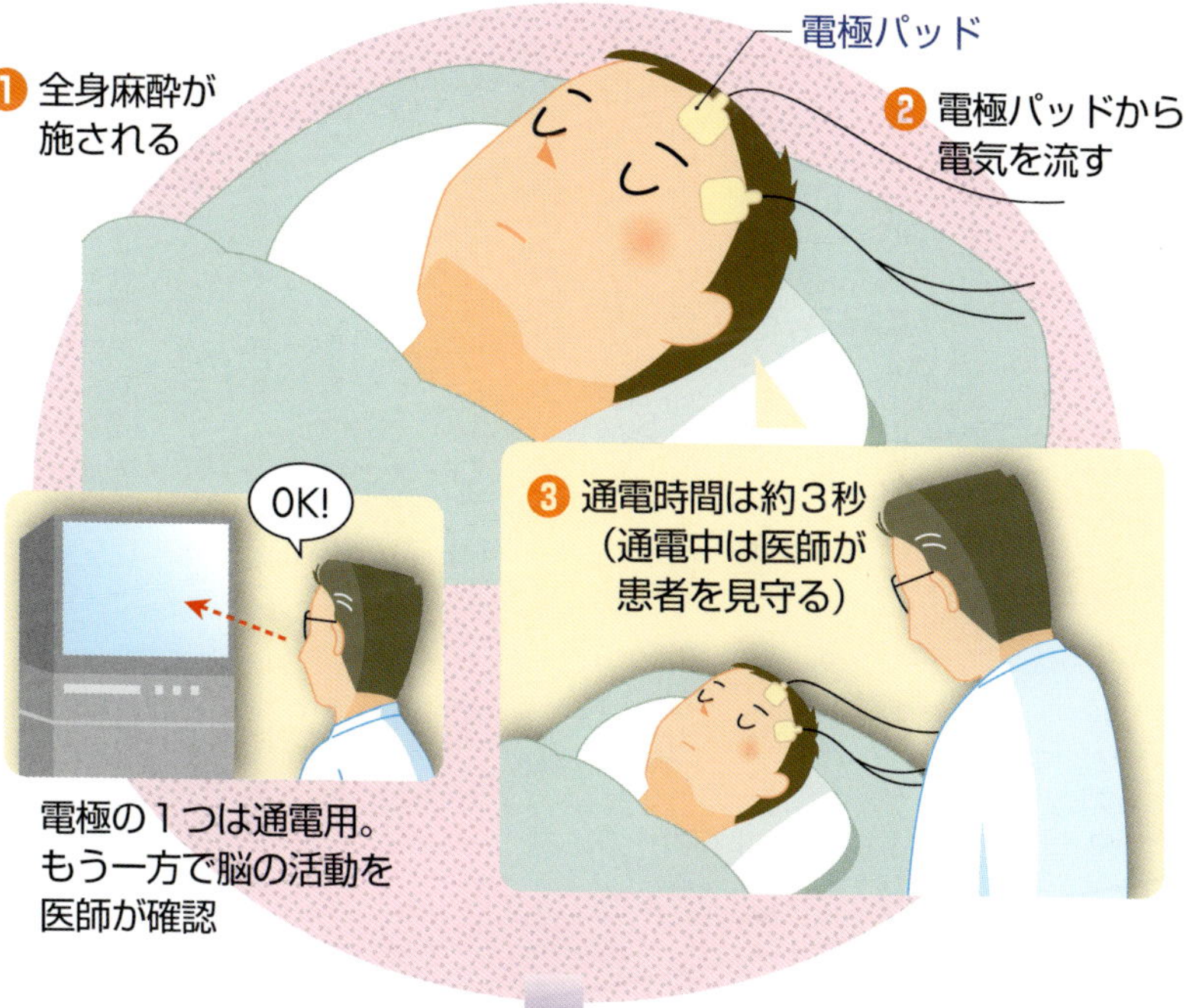
電極パッド
❶ 全身麻酔が施される
❷ 電極パッドから電気を流す
OK!
❸ 通電時間は約３秒（通電中は医師が患者を見守る）
電極の１つは通電用。もう一方で脳の活動を医師が確認

通電療法のメリットとデメリット

メリット	デメリット
• 効果がすぐに現れる • うつ病に対する有効率が7割程度と高い	• 3～6ヵ月で効果がなくなる • 再発の予防効果は期待できない

その他の身体療法

磁気刺激療法とは、頭の外から磁気刺激を脳に与えることで、抗うつ作用をもたらす療法です。磁気コイルという磁気を発する機器を患者さんの頭にかざすことで、脳の神経細胞を刺激します。痛みがまったくないため、全身麻酔の必要がなく、通電療法よりも安全かつ簡便に行えるのがメリットです。ただ、通電療法と同じような効果が期待されていますが、うつ病の治療法としては歴史が浅いため、有効性については今後の研究結果が待たれるところです。なお、現在（2015年6月）、日本では磁気刺激療法は健康保険の適応にはなっていません。

光療法は、全身に光を浴びることで、抑うつ症状の改善をめざす療法です。私たちが日常生活で使っている照明は、300～500ルクス程度です。これに対して、光療法で浴びる光は5千～1万ルクスもあります。光療法では、この非常に明るい光を2時間以上浴びます。くわしい作用メカニズムはわかっていませんが、目から入った光の刺激がセロトニンを増やすのではないかと考えられています。そのため、難治性うつ病以外にも、日照時間が短いほど発症率が高くなる季節性うつ病に対して行われることが多くなっています。

断眠療法とは、数人の患者さんが集まって、眠らずに過ごすことで、一時的に抑うつ症状を軽くする療法です。うつ病の患者さんたちの「よく眠った翌日は抑うつがひどく、眠れなかった翌日は軽快する」という話から生まれました。一晩眠らない「完全断眠」と、いつもより3～4時間早く起きる「部分断眠」があり、起きている間は医師や看護師らの指導のもと、ゲームや散策などをして過ごします。重度のうつ病以外、どのタイプのうつ病にも適応があるとされていますが、効果はあくまでも一時的です。指導するスタッフの確保が難しいこともあり、一部の医療機関でしか実施されていません。

「磁気」「光」「断眠」で脳に刺激を与える

その他の特殊療法として知られているものは以下の3つがある

❶ 磁気刺激療法—磁気刺激を脳に与える療法

磁気コイルを頭にかざし、脳の神経細胞を刺激する（時間は20〜30分程度）

- 痛みがないので全身麻酔の必要がない
- 安全で簡易に行える

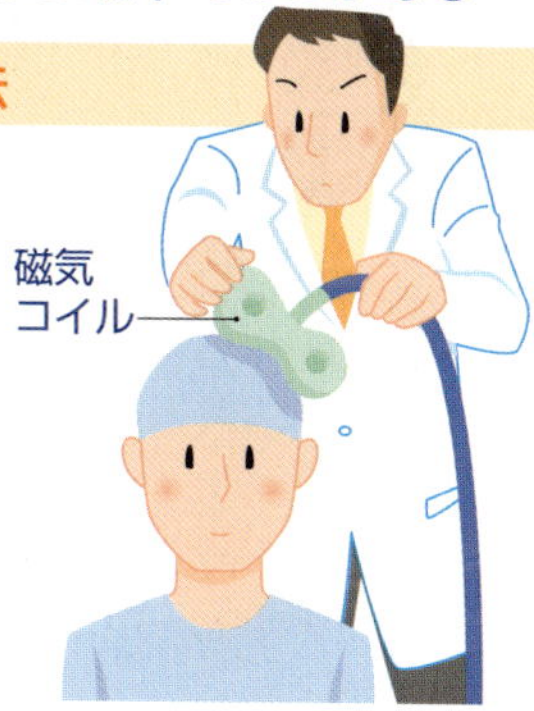
磁気
コイル

❷ 光療法—光を浴びて脳を刺激する療法

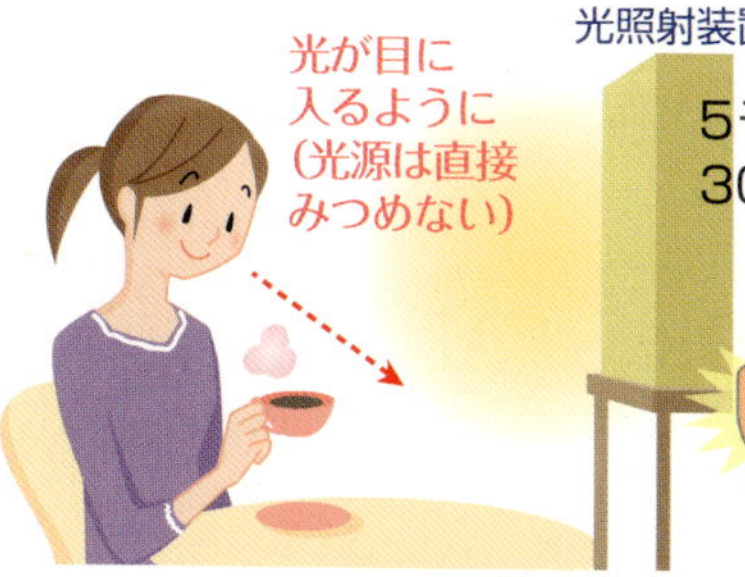
光が目に
入るように
（光源は直接
みつめない）
光照射装置

5千〜1万ルクスの強い光（通常の照明は300〜500ルクス程度）を2時間浴び続ける

目に入った光の刺激がセロトニンを増やすといわれている。季節性うつ病にも有効とされている

❸ 断眠療法—断眠で抑うつを軽快させる療法

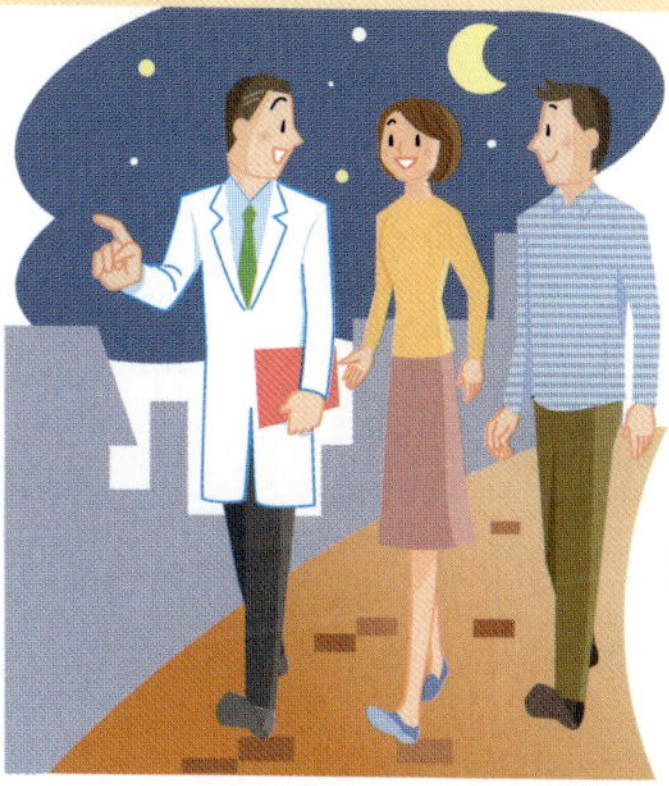

一晩眠らない「完全断眠」と、いつもより3〜4時間早起きをする「部分断眠」。医師の指導のもと、ゲームや散策などで過ごす

- 抑うつ症状が軽快する効果は一時的
- さまざまなタイプのうつ病に適応可能

うつ病の回復期の生活

回復期の過ごし方

うつ病になると、不眠から夜更かしをしてしまったり、食欲不振から1日3食をきちんととれなかったりと、基本的な生活のリズムが乱れがちです。抑うつ症状の強い急性期には、あれもこれもと自分に課すのは逆効果です。十分な休養をとって元気を回復させ、生活のリズムを整えていきましょう。

昼夜逆転など生活リズムの乱れは、うつ病の悪化や再燃・再発につながります。事実、夜勤のある仕事を6年以上続けている人は、夜勤のない人や夜勤のある仕事が6年以内の人に比べて、うつ病の発症率が7～8倍も高いという報告もあります。夜眠って、朝目覚めるという人の日内リズムは、脳の視床下部にある「体内時計」がコントロールしています。睡眠・覚醒のリズムはもちろん、自律神経やホルモン系を調節しているのも、この体内時計です。

体内時計は約25時間周期で動いているため、私たちは朝の光を浴びたり、適度な運動を行ったり、人と接触したり、規則正しい食事をとったりすることで24時間周期にリセットしています。しかし、うつ病の急性期には、これらが難しくなるため、日内リズムが乱れやすくなります。さらに、うつ病の患者さんは脳の機能的不調のため、体内時計そのものにも狂いが生じやすくなっているのです。

うつ病の回復期になったら夜更かしはせず、早めに起きて、朝の光を浴びるようにしましょう。また、規則正しい食事や軽い運動、人との接触も積極的に行うようにして、日内リズムを整えていきましょう。

日内リズムが整ってくると、自律神経やホルモン系も正しく働き、ストレスを感じにくくなります。結果、症状の改善や再発の予防にもつながります。

日内リズムを整えるために心がけたいこと

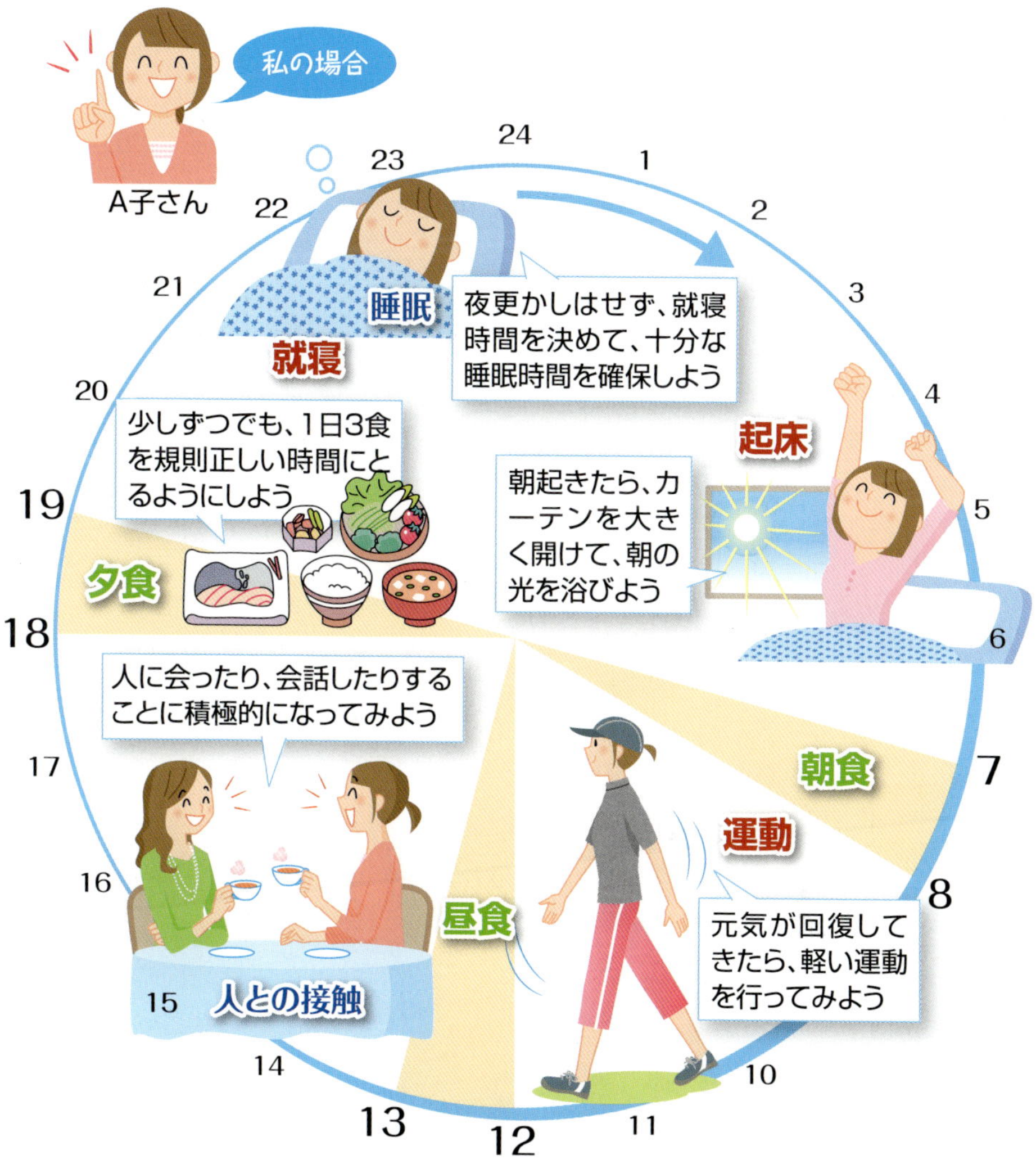
私の場合
A子さん
24
1
2
3
4
5
6
7
8
10
11
12
13
14
15
16
17
18
19
20
21
22
23
睡眠
就寝
夜更かしはせず、就寝時間を決めて、十分な睡眠時間を確保しよう
起床
朝起きたら、カーテンを大きく開けて、朝の光を浴びよう
少しずつでも、1日3食を規則正しい時間にとるようにしよう
夕食
朝食
昼食
運動
元気が回復してきたら、軽い運動を行ってみよう
人に会ったり、会話したりすることに積極的になってみよう
人との接触

日内リズムが整ってくると、自律神経やホルモン系のバランスも整い、抑うつ症状の改善や再発予防につながる！

社会復帰までのリハビリテーションは

回復期になると、気力や意欲が少しずつ回復し、物事への関心や興味がわいてきます。そして、「何かやってみようかな」という気持ちになったら、それはリハビリ開始のサインです。

リハビリといっても、専門の施設に通うなど特別なことをするわけではありません。興味のあること、以前好きだったことをやってみる。それが、社会復帰に向けたリハビリです。自分が今、やってみたいと思えることが、最適なリハビリなのです。

例えば、簡単な料理をつくってみるのもよいでしょう。新聞や本を読んでみるのもリハビリになります。体調が良ければ、軽い運動も日内リズムを整えるのに役立ちます。無理のない範囲で、やれること、やりたいことに挑戦してみましょう。

ただし、焦りは禁物です。「今日は、何としてもこれをやらねば…」などと、自分にノルマを課すようなやり方は禁物です。回復期は、右肩上がりに体調が良くなるわけではなく、一進一退をくり返すのが普通です。今日、とても気分が良いと感じていても、明日は気分が落ち込んで何もする気になれないかもしれません。このようなときに頑張りすぎると、回復に歯止めをかけてしまうことがあります。

調子の悪い日があっても、それは回復の過程の1つです。病気が悪化しているわけではありません。「良くなったと思ったのに、逆戻りしてしまった」などと絶望せず、その日はリハビリを休みましょう。

一方で、急性期には否定的・悲観的だった思考を、少しだけ前向きに舵《かじ》を切ってみることも大切です。できないことを悲観せず、できる範囲のことをすればよいのだと、気を楽に持ちましょう。そして、簡単なことでも、自分で何かできたときは、自分をほめてあげましょう。そのくり返しが自信につながります。また、少々時間がかかっても、必ず元の自分に戻れると信じて、治療を継続してください。

復帰までのリハビリは人それぞれ

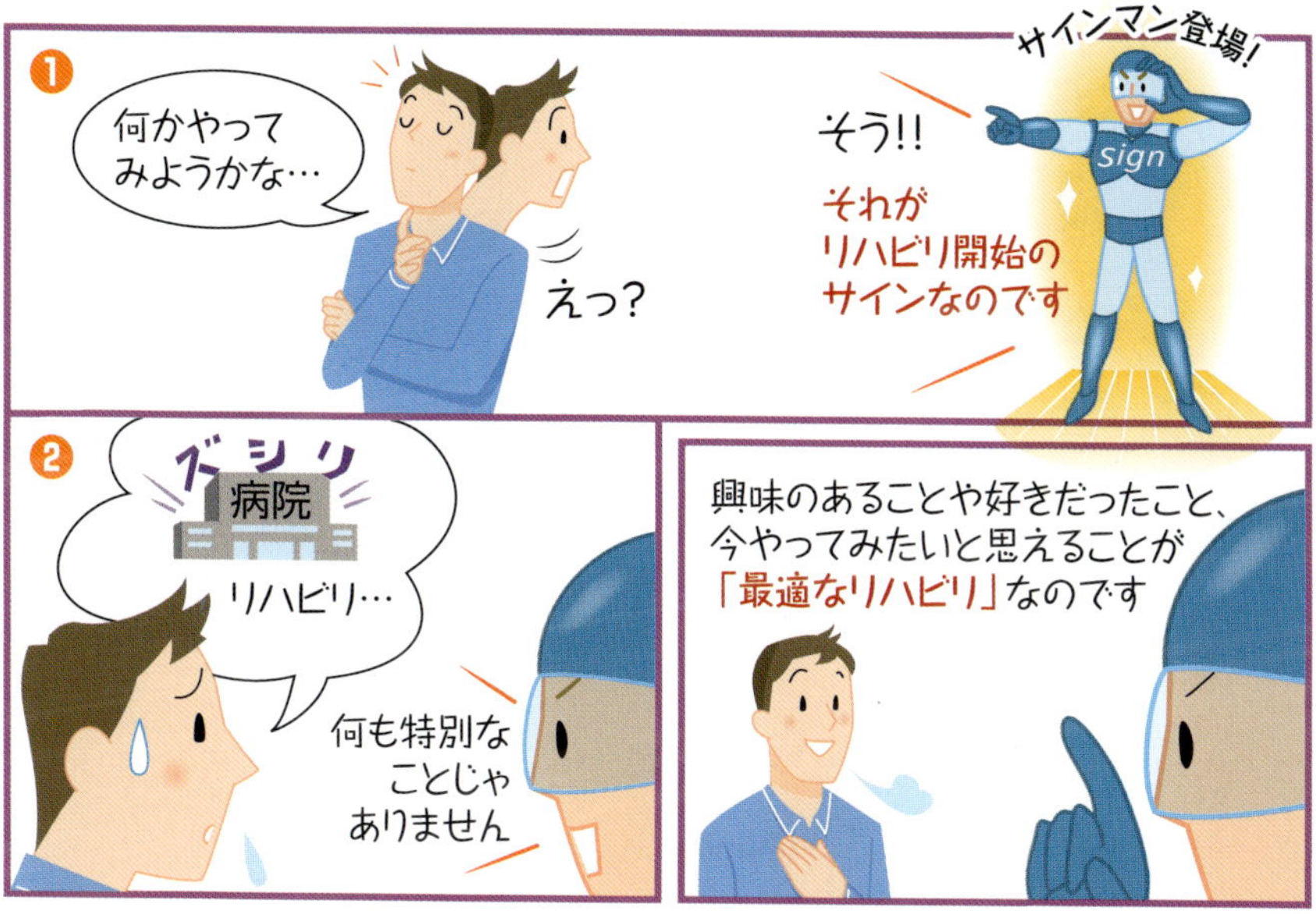
1
何かやってみようかな…
えっ?
サインマン登場!
そう!!
それがリハビリ開始のサインなのです
2
ズシリ
病院
リハビリ…
何も特別なことじゃありません
興味のあることや好きだったこと、今やってみたいと思えることが「最適なリハビリ」なのです

例えば…

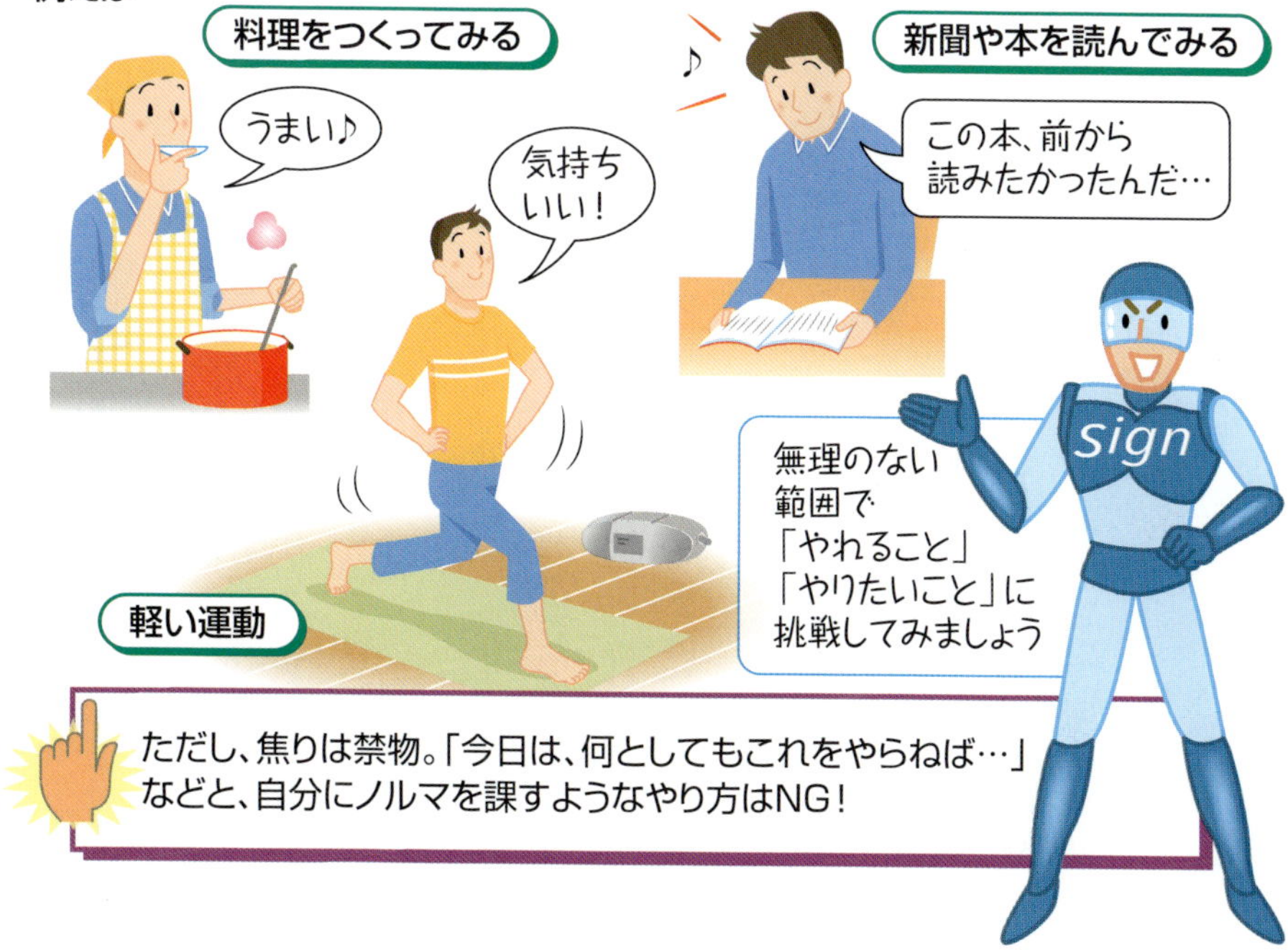
料理をつくってみる
うまい♪
気持ちいい!
軽い運動
新聞や本を読んでみる
♪
この本、前から読みたかったんだ…
sign
無理のない範囲で「やれること」「やりたいこと」に挑戦してみましょう
ただし、焦りは禁物。「今日は、何としてもこれをやらねば…」などと、自分にノルマを課すようなやり方はNG!

患者さんに対する周囲の人の接し方

うつ病の回復や再発防止には、周囲のサポートも欠かせません。その中心的存在となるのが、患者さんにとってもっとも身近にいる家族や友人です。

では、家族や友人は何をすべきかというと、もちろん個々のケースによって異なりますが、すべての患者さんに共通して言えることは、患者さんが治療に専念できる環境を整えることと、ストレス要因をできるだけ取り除くことです。

そうはいっても、とくに身構える必要はありません。腫れ物に触るような接し方は、患者さんに「迷惑をかけて申し訳ない」と負い目を感じさせることにつながります。また、無理に明るく盛り立てようとするのも、患者さんにはプレッシャーになることがあります。

回復期の接し方でとくに注意することは、「できるだけ普通に接すること」「あまり世話を焼きすぎないこと」「社会復帰を焦っている場合はブレーキをかけること」です。回復のサイン（次頁参照）が見てとれたら、さり気なくリハビリを促してみるのも、身近な人ならではのサポートの1つです。家事を手伝ってもらったり、外出に誘ってみるのも良いでしょう。

また、患者さんは症状が軽くなってくると、社会復帰を強く望むものです。とくに回復が十分でないときほど、それを強く主張する傾向があります。そんなときは、復帰を焦らないよう、ブレーキをかけてあげることも必要です。

家族や友人の存在は、患者さんにとって大きな支えとなりますが、支え続けるのは簡単なことではありません。支える人たちも頑張りすぎると心身に疲れやストレスがたまってきます。時には自分の時間をつくって趣味を楽しんだり、身近な人に愚痴や不安な気持ちを聞いてもらったりすることも大切です。

回復のサインを見逃さない

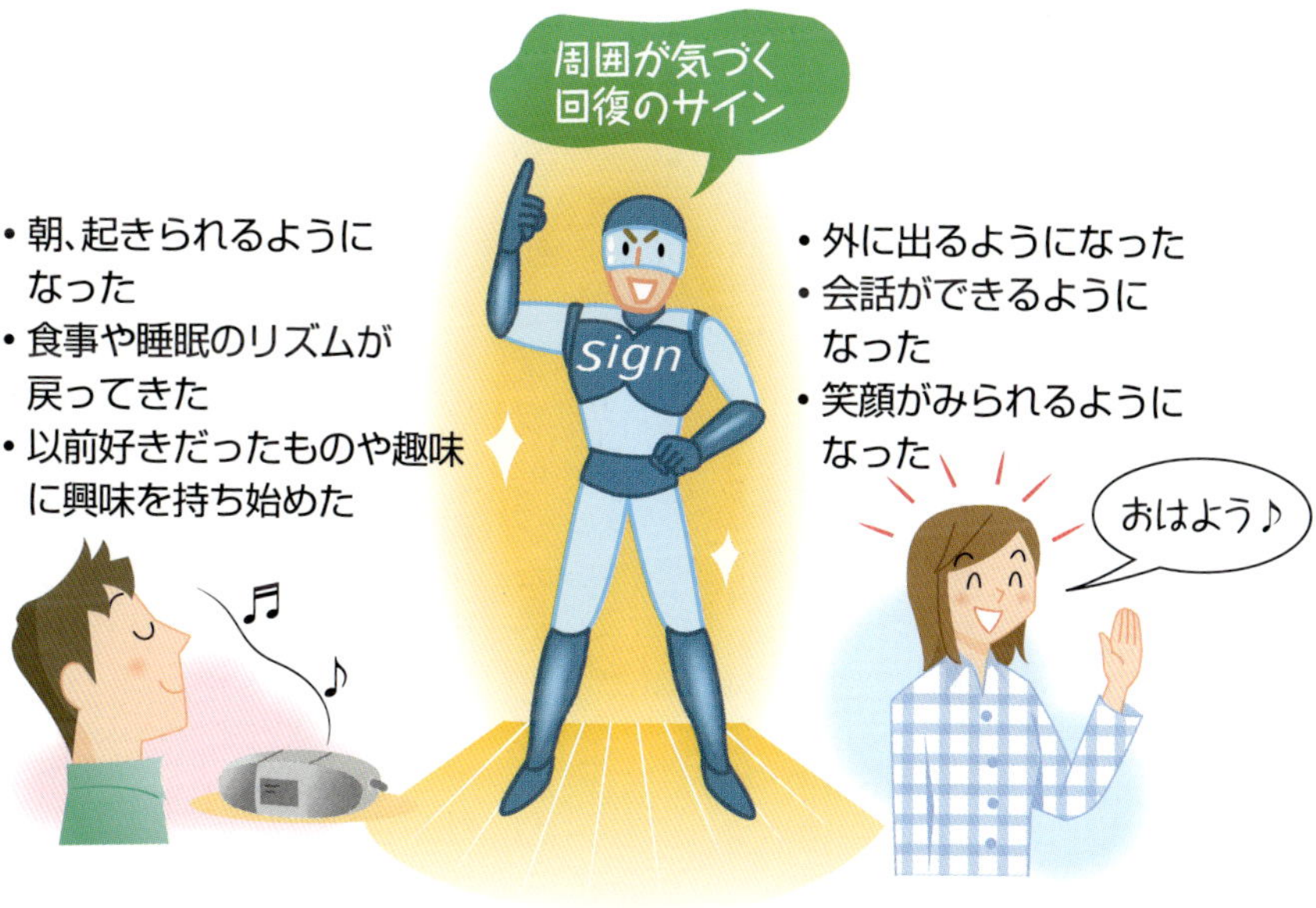

- 朝、起きられるようになった
- 食事や睡眠のリズムが戻ってきた
- 以前好きだったものや趣味に興味を持ち始めた

- 外に出るようになった
- 会話ができるようになった
- 笑顔がみられるようになった

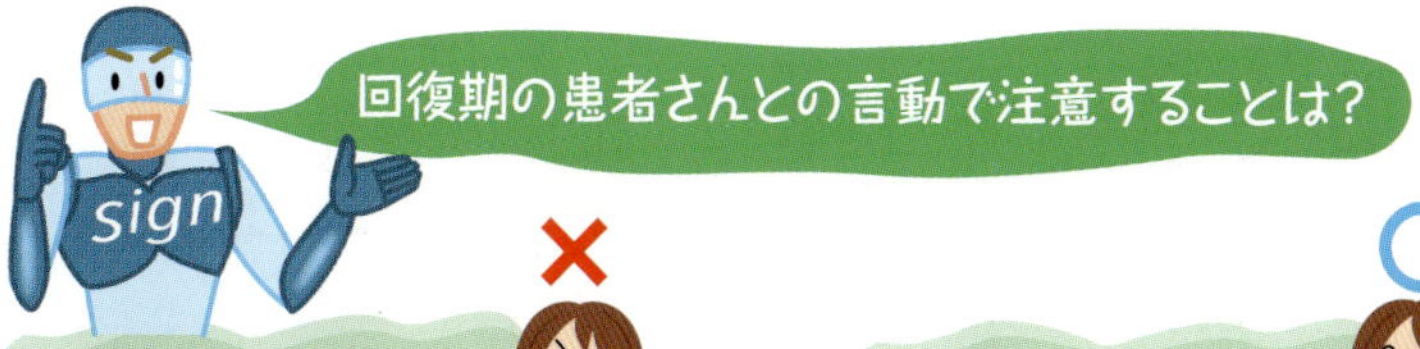
回復期の患者さんとの言動で注意することは？
sign

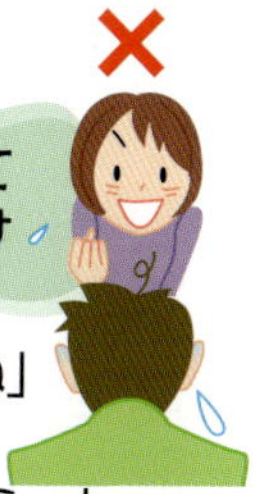

患者さんに対して避けたい言葉がけ

×「がんばって早く治してね」
×「私だってつらいのよ」
×「この先、どうなるんだろう…」
×「君がうつ病になったのは、きっと僕のせいだね」
×「あなたなら、もっとできるはずよ」
×「なんでこんなことになっちゃったんだろう…」

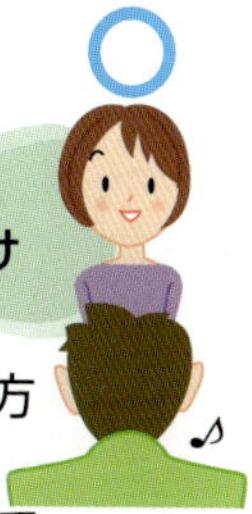

患者さんを力づける言葉がけ

○「いつもあなたの味方だよ」
○「焦らずゆっくり治していこうね」
○「今までがんばったんだから、今は休んでいいんだよ」
○「仕事のことは心配しないで」

社会復帰にあたっての注意

職場では焦らず、医師との相談も継続

うつ病で休職している期間が長くなると、どうしても焦りが生じてきます。「職場に居場所がなくなるのではないか？」「これ以上、職場に迷惑をかけられない」などといった不安が強くなることもあります。しかし、焦りや不安が強くなるのは、症状の現れである可能性もあります。

回復が十分でない状態で焦って復職を試みると、せっかく良くなりかけていた症状が悪化し、再び休職を余儀なくされる事態にもなりかねません。

復職のタイミングは主治医とよく相談して、状態が安定するのを見極めてから決定しましょう。

ただ、復職が決まっても、それがゴールではありません。最終的な目標は、再発せずに仕事を続けることにあります。目標達成のためには、治療を継続しなければならないのはもちろんのこと、医師のもとで慎重に経過をみていく必要があります。

長期間、療養生活を送っていた患者さんは、体力も作業能力も低下しているものです。それなのに、休んだ分を取り戻そうと、無理をして仕事を抱え込み、うつ病を悪化させてしまうことがあります。

このような事態を防ぐためにも、1～2ヵ月程度は慣らしの期間と割り切り、頑張りすぎないことが大切です。また、ゆっくり勤務に適応していけるよう仕事内容や勤務時間を調整してもらったり、通院のための遅刻や早退を考慮してもらうなど、慣らし勤務の期間を設けてもらうよう職場に働きかけてみるのも1つの方法です。

通常勤務に戻るときも、以前の勤務時間や仕事内容などを見直し、今の自分に合った仕事のしかたをみつけていかなくてはなりません。

復職による再発を防ぐ「職場の配慮」

主治医と復職のタイミングの相談をする
決定
復 職
職場の配慮
お先に……
仕事内容や
勤務時間を
調整
病院
通院のための遅刻や早退
経過観察
あとは
引き継ぎます!
お願い
します
慣らし勤務の
時間を設けて
もらう、など…
ゴール
(目的)
再発せずに仕事が安定的に続けられる

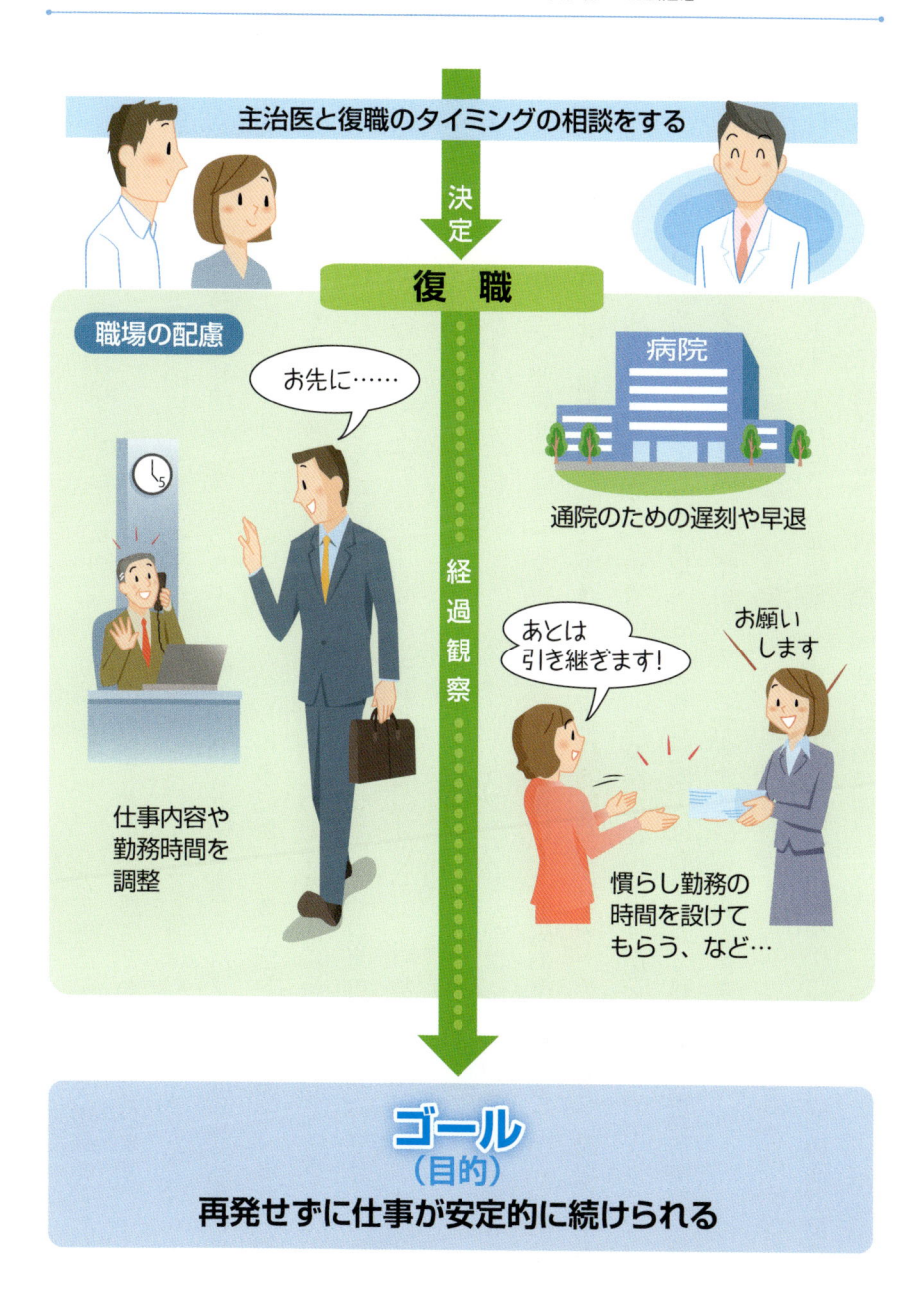

復職をサポートする「リワークプログラム」

自分だけで復職準備を進めるのに不安がある場合は、「リワークプログラム」を利用してみるのもよいでしょう。「リワーク」とは、「return to work」を略した造語で、「復職」を意味します。復職を希望する患者さんを対象に、仕事の感覚を取り戻すための軽作業や、これまでの行動や考え方を見直す心理教育などを通して、復職の実現と再発予防をめざすのがリワークプログラムです。

プログラムのなかでも、「心理教育」は大きな特徴の1つです。心理教育では、講義や話し合いを通して、「うつ病とはどんな病気なのか」「どんな治療が必要なのか」を学び、病気への理解を深めます。さらに、自分自身を理解することも重視し、「認知行動療法」や「自己分析」、「自己表現」など、さまざまなプログラムが行われます。これらの心理教育は治療効果の向上や再発防止に役立つほか、自分の弱点に気づくことができるため、対人関係やストレスに対して適切に対処できるようになります。

「オフィスワーク」と呼ばれるプログラムでは、実際の職場に近い環境で、パソコン作業や打ち合わせなど、仕事に近い作業や活動を行います。また、グループで1つの課題に取り組むプログラムもあり、仕事に必要な集中力や思考力を養うだけでなく、周囲との関係のなかで、より良い働き方をみつけることができます。

リワークプログラムでは、以上のような多彩なプログラムを通して、復職の準備ができているかどうかを客観的に判断します。その評価は、職場や主治医、産業医などの関係者間で情報共有できるので、患者さん本人はもちろん、職場側も復職の時期を適切に判断することができます。

リワークプログラムは、全国の医療機関のほか、「地域障害者職業センター」などの公的機関で実施されています。

さまざまなプログラムで復職をサポートする

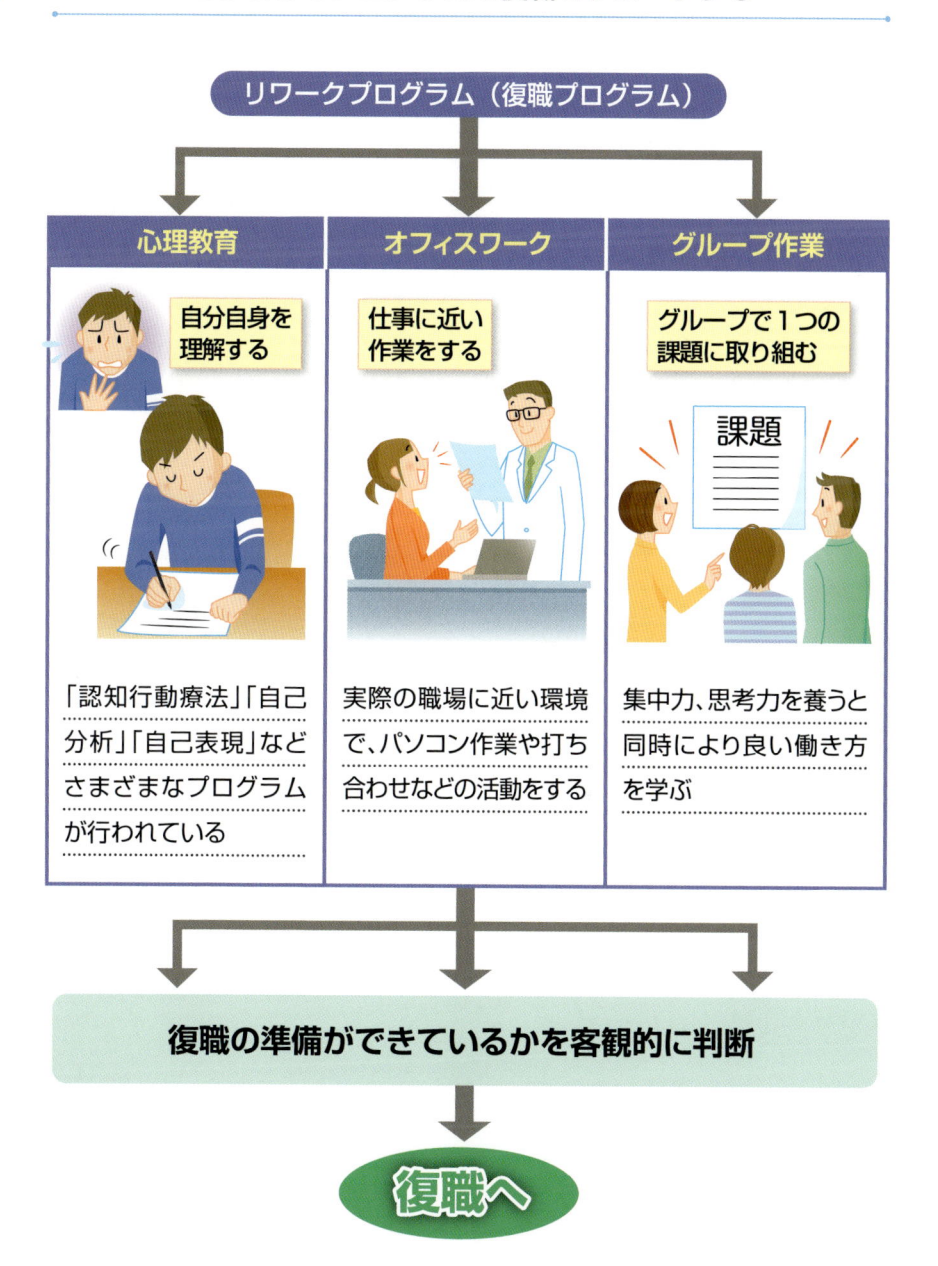

リワークプログラム（復職プログラム）

心理教育

「認知行動療法」「自己分析」「自己表現」などさまざまなプログラムが行われている

オフィスワーク

仕事に近い
作業をする

実際の職場に近い環境で、パソコン作業や打ち合わせなどの活動をする

グループ作業

グループで１つの
課題に取り組む

集中力、思考力を養うと同時により良い働き方を学ぶ

↓

復職の準備ができているかを客観的に判断

↓

復職へ

第４章

うつ病の再発を予防する

うつ病は再発しやすい病気ですが、必要以上に恐れることはありません。心とからだに無理を強いず、ストレスと上手につきあうコツを身につければ、生き生きとした毎日を送ることができます。

ストレスと上手につきあう

考え方ひとつでストレスはコントロールできる

薬物療法や精神療法で症状が良くなり、元の生活に戻れるようになったら、次は再発を予防することを考えましょう。

再発を予防するためには、抗うつ薬による治療を続けるとともに、患者さん自身の心や日常生活のなかに潜む原因を少しずつ改善していくことも大切です。本章では、そのポイントをいくつか紹介します。

うつ病は、何らかのストレスをきっかけに発症することが多いものですが、再発のきっかけもストレスである場合が少なくありません。しかし、日々の生活のなかにあふれるストレスをすべて避けて通るのは不可能でしょう。そこで、ストレスをコントロールする術《すべ》を身につける必要があるのです。

ストレスのなかでもうつ病と関係が深いのは、精神的なストレスです。精神的なストレスは過剰になると心に受けるダメージは大きいのですが、物の見方や考え方ひとつでコントロールが可能なストレスでもあります。これから始める再発予防についても、「一生、再発に怯《おび》えながら生きていかなくてはならないのか…」と考えるのと、「きちんと予防策を講じれば再発なんて恐くない！」「これをきっかけに新しい自分に生まれ変わるのだ！」と考えるのとでは、ストレスの感じ方がまったく違ってきます。

うつ病の患者さんは、どちらかというと前者のような考え方に偏りがちです。そのほかにも、うつ病の患者さんが陥りやすい思考パターンというものがいくつかあります。気分が落ち込んでつらいと感じるときは、このような思考パターンに陥っていないかを振り返ってみましょう。

こんな思考パターンに陥っていませんか？

全か無か思考

完璧でなければならないと思っている

例 第1志望に合格しなければ人生終わりだ

★第2志望、第3志望でも受かればよし！

過剰な一般化

嫌なことが1つあると、すべてに当てはめてしまう

例 フラれた。二度と恋人はできないだろう

★たまたま縁がなかっただけ。また好きな人はできる！

マイナス化思考

良い出来事も否定的に解釈してしまう

例 夫が結婚記念日に花をくれた。浮気をしているに違いない

★記念日を覚えてくれていたなんて、うれしい！

★印＝別の考え方

結論の飛躍

根拠もないのに最悪の結論を予測してしまう

例 同僚を飲みに誘ったのに断られた。嫌われているに違いない

★忙しいんだな。次回また誘ってみよう！

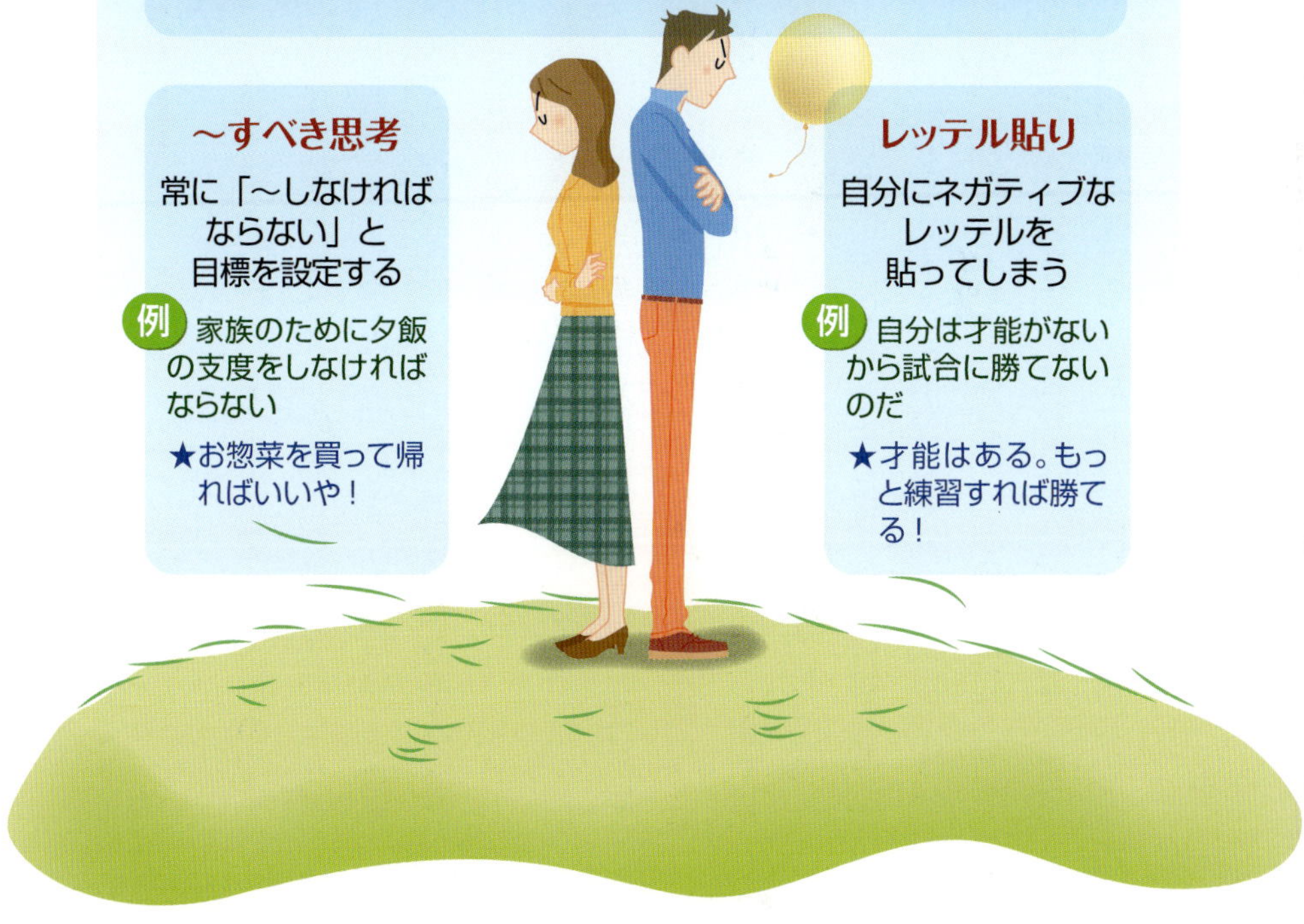

〜すべき思考

常に「〜しなければならない」と目標を設定する

例 家族のために夕飯の支度をしなければならない

★お惣菜を買って帰ればいいや！

レッテル貼り

自分にネガティブなレッテルを貼ってしまう

例 自分は才能がないから試合に勝てないのだ

★才能はある。もっと練習すれば勝てる！

無理な目標をつくらない

高い目標はストレスの元

偏った思考パターンに陥りやすい人は、目標を高く持ちすぎるという傾向が多分にあります。

とくにうつ病の患者さんは、「自分は取るに足らない存在だ」「自分は人に愛されない存在だ」などと、自己否定しがちです。これは裏を返せば、「もっと存在価値を認められる人間にならなければ」「誰からも愛される人間にならなければ」という強迫観念にとらわれているとも考えられるのです。

あなたにとって、存在価値のある人間とはどんな人でしょうか？　仕事や家事などをすべて完璧にこなせる人？　イヤな仕事も残業も一人で引き受け、決して弱音を吐かない人？　おそらくそんな人は存在価値があるどころか、存在しないでしょう。みんなどこかで上手に手を抜いているものです。

もっと肩の力を抜いて、楽に生きればよいのです。100点を目指すから、80点しか取れないとつらくなるのです。目標を50点に設定しておけば、目標を30点も上回ったではないかと満足できるはずです。

また、誰からも愛されたいと思うから、「この人は自分を嫌っているのではないか」などと、いちいち勘ぐったり、ちょっとした言動に傷ついたりしてしまうのです。「自分のことが嫌いならば嫌いで結構」、「そんなことはどうでもいい」と開き直れば、もっと楽に人とつきあえるようになるでしょう。

ストレスに強くなるためには、自己評価を高くする必要があります。自己評価が低いと、自分のことを他人が受け入れてくれるという自信が持てないため、他人の言動を常に否定的にとらえてしまいます。自己評価を上げるためにも、目標は低めに設定して、一つひとつクリアすることが大切なのです。

目標は低めに設定しよう

ストレスを多く抱える人は“目標を高く持ちすぎる”傾向にある

例えば つねに100点満点をめざす人は……

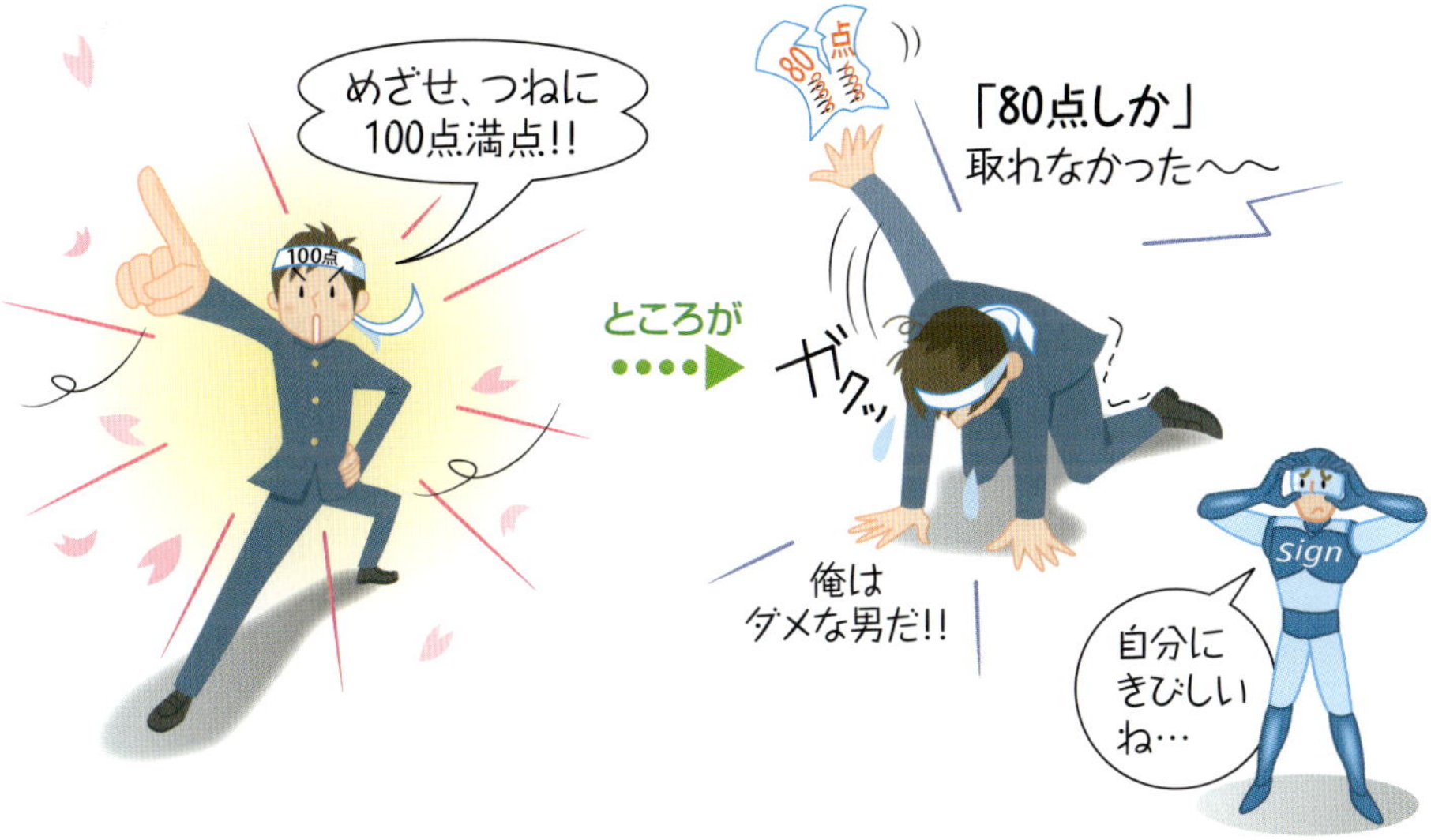
めざせ、つねに
100点満点!!
100点
ところが
80点
ガクッ
「80点しか」
取れなかった〜〜
俺は
ダメな男だ!!
Sign
自分に
きびしい
ね…

50点を目標とする人は……

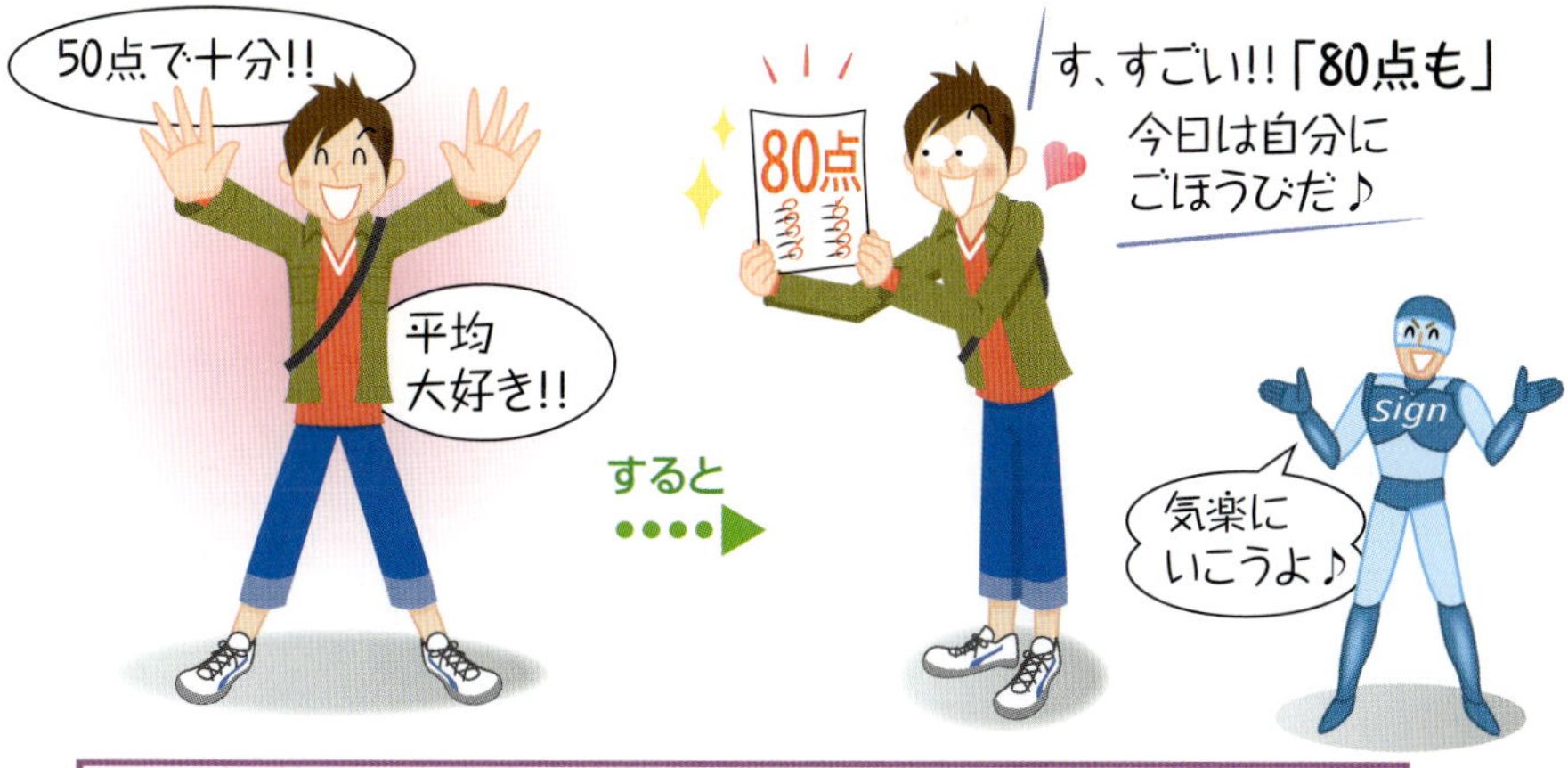
50点で十分!!
平均
大好き!!
すると
80点
す、すごい!!「80点も」
今日は自分に
ごほうびだ♪
Sign
気楽に
いこうよ♪

ストレスに強くなるためには、自己評価を高くする。そのためにも目標を低めに設定して一つひとつクリアすることが大切

「リラックス」を身につけよう

日々の生活に心とからだのリラックスを

ストレスの緩和・解消には、「リラックス」も効果的です。リラックスとは、心身がほぐれた状態、無駄な力がかかっていない自然な状態を意味します。

ストレスにさらされると、緊張感を抱いたり、イライラしたり、不安になったりと不快な感情が現れます。このようなときに心をリラックスさせようとしても、瞬時に気持ちを切り替えるのは難しいものです。なぜなら、心だけをコントロールしようとするからうまくいかないのです。

ストレス下では、不快な感情が現れると同時に胸がドキドキしたり、呼吸が激しくなるなど、からだにもストレス反応が現れます。このストレス反応に関与するものの1つが「自律神経」です。自律神経は「交感神経」と「副交感神経」の2つの神経系があります。

交感神経には心拍数や血圧を上げたり、筋肉を緊張させたりする働きがあり、活動中や緊張しているとき、ストレスを感じたときに優位に働きます。これと正反対の働きをしているのが副交感神経です。副交感神経は睡眠中や入浴中など、リラックスしているときに働きます。つまり、交感神経が優位に働いているときは、いくら心をリラックスさせようとしても、からだが追いつかないので難しいのです。

そこで考えられるのが、意識的に副交感神経が優位に働くような状態をつくり出し、まずはからだをリラックスさせることです。すると、心もリラックスします。このような技法は「リラクゼーション」といい、「腹式呼吸」や次に紹介する「漸進《ぜんしん》的筋弛《し》緩《かん》法」のほか、入浴や森林浴、音楽セラピーやアロマセラピーなどさまざまな方法があります。

ストレスコントロールには自律神経のバランスも大事

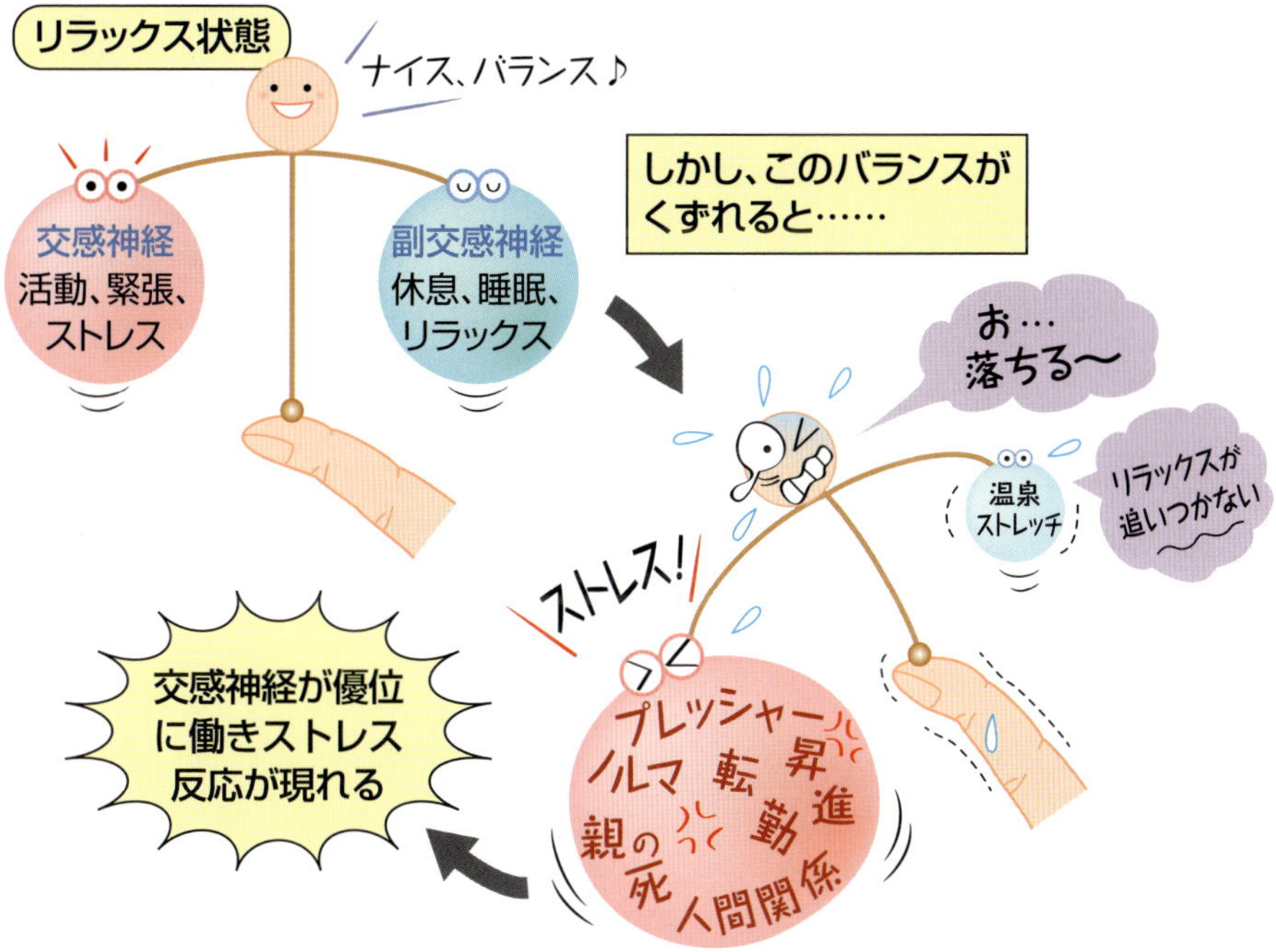
リラックス状態
ナイス、バランス♪
交感神経
活動、緊張、ストレス
副交感神経
休息、睡眠、リラックス
しかし、このバランスがくずれると……
お…落ちる〜
温泉
ストレッチ
リラックスが追いつかない
ストレス!
プレッシャー
ノルマ
転勤
昇進
親の死
人間関係
交感神経が優位に働きストレス反応が現れる

副交感神経を優位にする「腹式呼吸」をマスターしよう♪

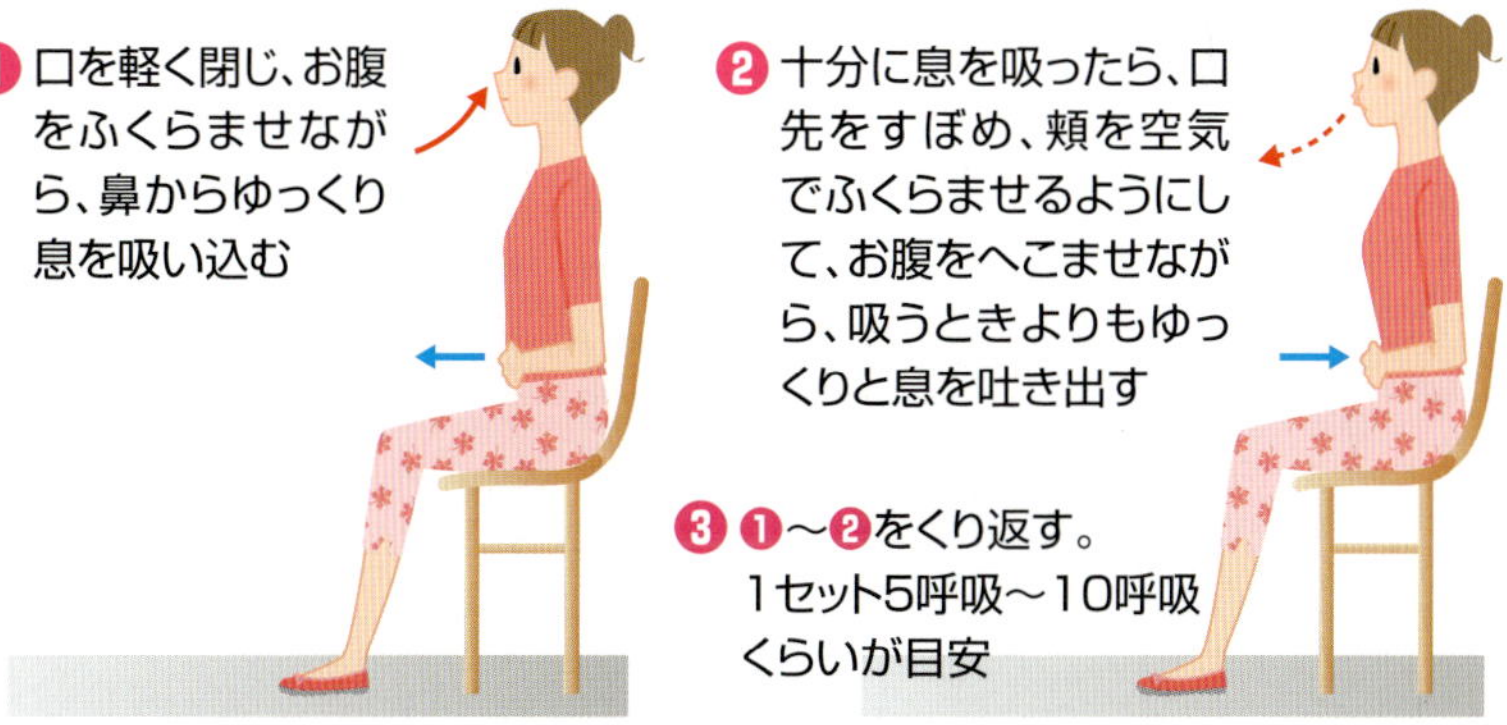

❶ 口を軽く閉じ、お腹をふくらませながら、鼻からゆっくり息を吸い込む

❷ 十分に息を吸ったら、口先をすぼめ、頬を空気でふくらませるようにして、お腹をへこませながら、吸うときよりもゆっくりと息を吐き出す

❸ ❶〜❷をくり返す。
1セット5呼吸〜10呼吸くらいが目安

ポイント
- ■胸はできるだけ上下させない
- ■お腹に手を置いて、下腹が上下することを意識・確認しながら呼吸する

筋肉の緊張を解く「漸進的筋弛緩法」

「漸進《ぜんしん》的筋弛緩《しかん》法」とは、アメリカの神経生理学者エドモンド・ジェイコブソンが考案した筋肉のリラクゼーションです。

「漸進的」とは、急激に何かを行うのではなく、順を追って徐々に目的を実現することを意味し、漸進的筋弛緩法では、いきなり筋肉の緊張を緩めようとするのではなく、まず筋肉を意図的に緊張させてから、一気に力を抜くという手順をくり返します。筋肉には、最初に緊張させると、その反動でより深く緩むという性質があります。

私たちのからだには、普段意識していなくても自然に力が入っているものです。しかし、そのことをほとんど自覚していません。このような状態で、からだの力を抜いてくださいと言われても、おそらくうまくいかないでしょう。自分では緩ませているつもりでも、筋肉はまだまだ緊張した状態にあります。

実は私たちは、自分のからだのどの部分が緊張しているのか、緩んでいるのかということに案外鈍感なのです。漸進的筋弛緩法をくり返していくと、今、自分のからだのどの部分にどれくらい力が入っているのか、どうすれば力を入れようとする部分に力を入れることができるのか、その力はどうすれば抜くことができるのか、ということがわかってきます。

ストレスにさらされると、からだも緊張してガチガチになっているものです。そんなときにリラックスさせようとしてもなかなかうまくいきません。しかし、漸進的筋弛緩法を行うことによって、力を入れたり抜いたりする感覚がわかってくると、からだが不必要に緊張しているときは、いち早く気づき、筋肉を緩めることができるようになります。その情報は脳にも伝わり、心もリラックスします。

さらに、漸進的筋弛緩法を継続して行ううちに、少し筋肉を緊張させるだけで、深いリラックスが得られるようになります。

筋肉のリラクゼーション〜「漸進的筋弛緩法」

からだの一部の筋肉を緊張させ、一気に力を抜く

START

❶ 椅子に座って目を閉じ、静かにゆっくりと呼吸する

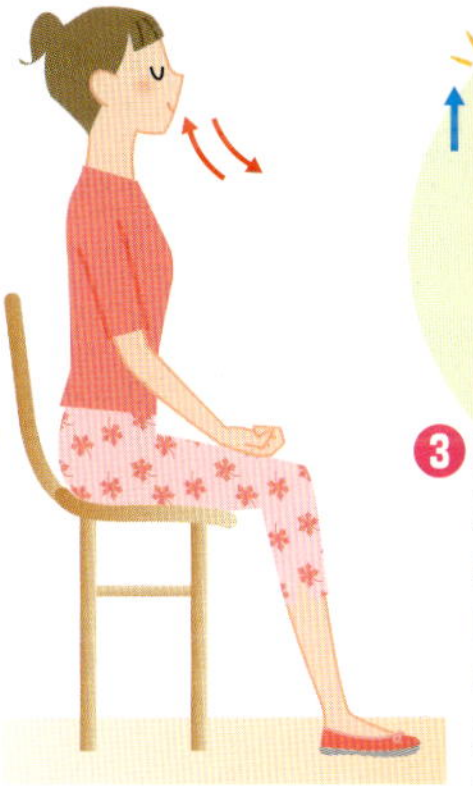

❷ 両手に握りこぶしをつくり、前腕・上腕に力を入れる。
筋肉の緊張を感じたら、力を抜く

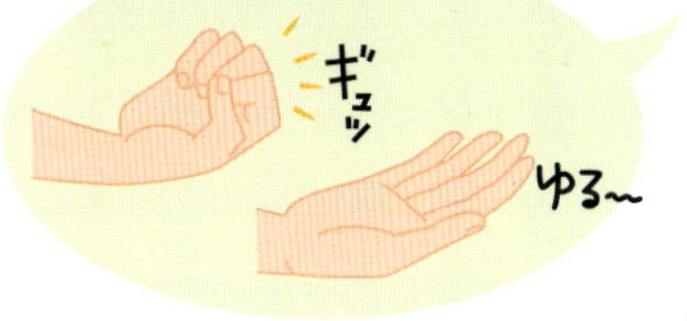

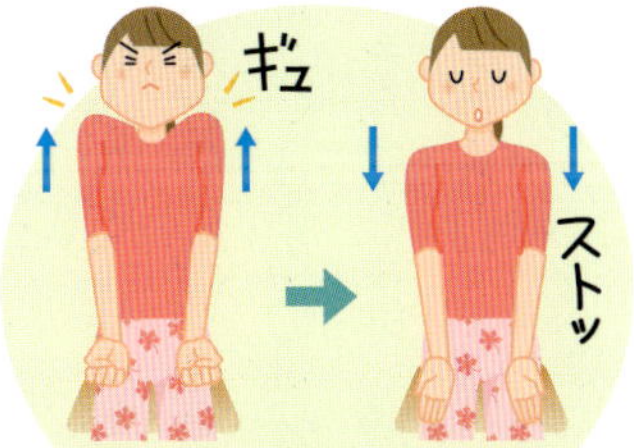

❸ 額にシワを寄せ、頭をできるだけ後ろに倒して、首を右から左、左から右へと回す。
目と口をすぼめ、舌を口の中の上に押しつけ、肩をすくめる。筋肉の緊張を感じたら、力を抜く

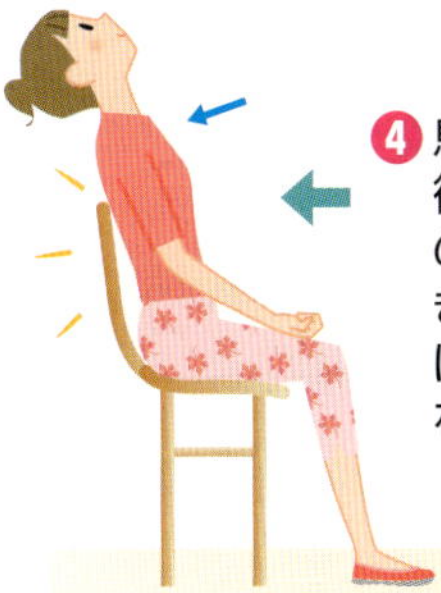

❹ 息を深く吸い込み、背中を後ろに反らして静止。筋肉の緊張を感じたら力を抜き、元の姿勢に戻り、お腹に力を入れる。筋肉の緊張を感じたら、力を抜く

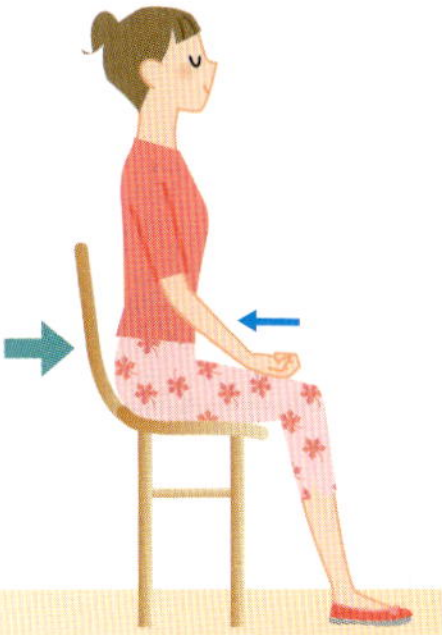

❺ つま先を上にあげて、すねの筋肉を緊張させ、力を抜く

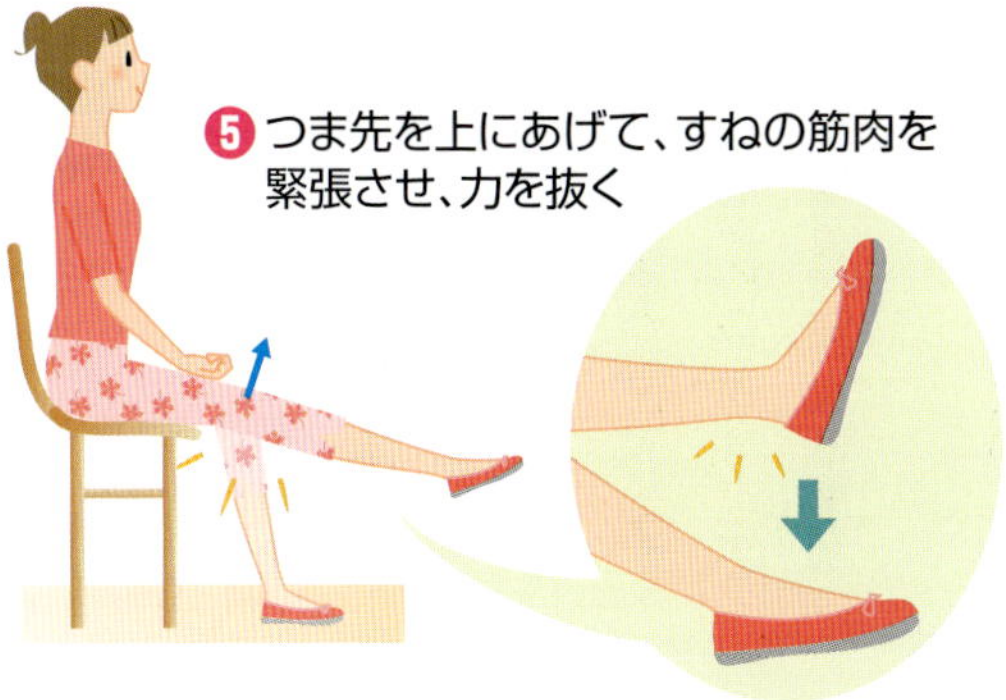

ポイント

- 筋肉を5〜10秒間緊張させたら、20〜30秒ほど力を抜く（各部2回）
- 緊張させた筋肉は、一気に脱力する
- 緊張させているときも、力を抜くときも、筋肉に意識を集中する

休養や休憩を十分にとる

疲れがでる前に心とからだを休ませる

症状が良くなり、復職を果たしたのはいいけれど、休んだ分を取り戻そうと、連日の残業を引き受けたり、休日を返上して出勤したり……。そんな無理がたたって、再発してしまうケースも見受けられます。ストレスを避け、再発を予防するためにも、決して無理をしてはいけません。疲れをためないうちに十分な休養をとるようにしましょう。

また、日中、こまめに休憩をとることも大切です。デスクワークなどで長時間同じ姿勢を保っていると、肩や腰などの筋肉が緊張して、疲れがたまってきます。また、仕事中に気分が落ち込むこともあるでしょう。そんなときは、腹式呼吸や漸進的筋弛緩法を行うのも効果的です。

そしてもう1つ、心とからだを休めるためには、十分な睡眠が欠かせません。睡眠不足は、うつ病再発のリスクを高めるだけでなく、私たちの生活にさまざまな悪影響を及ぼします。夜更かしした翌日などは、注意力が散漫になったり、集中力が低下したりするものですが、睡眠不足の脳は〝ほろ酔い状態〟と同じくらい注意力が低下しているといいます。これでは仕事の効率が下がるだけでなく、ミスや事故も多くなります。

理想的な睡眠時間は人それぞれで、大切なのは時間ではなく、「眠りの質」です。質の高い眠りとは、朝、目覚めたときに「ぐっすり眠った」という感覚が得られる眠りです。次頁で紹介する快眠のコツを参考に、質の高い眠りを追求してみましょう。

なお、夜眠れない、夜中に何度も目が覚めるなど、不眠の兆候が現れたときは、うつ病再発のサインかもしれません。

質の高い睡眠が心とからだを休ませる

質の高い眠りとは、朝目覚めたときに「ぐっすり眠った」と感じられる眠りをいう

質の高い眠りを誘うコツ

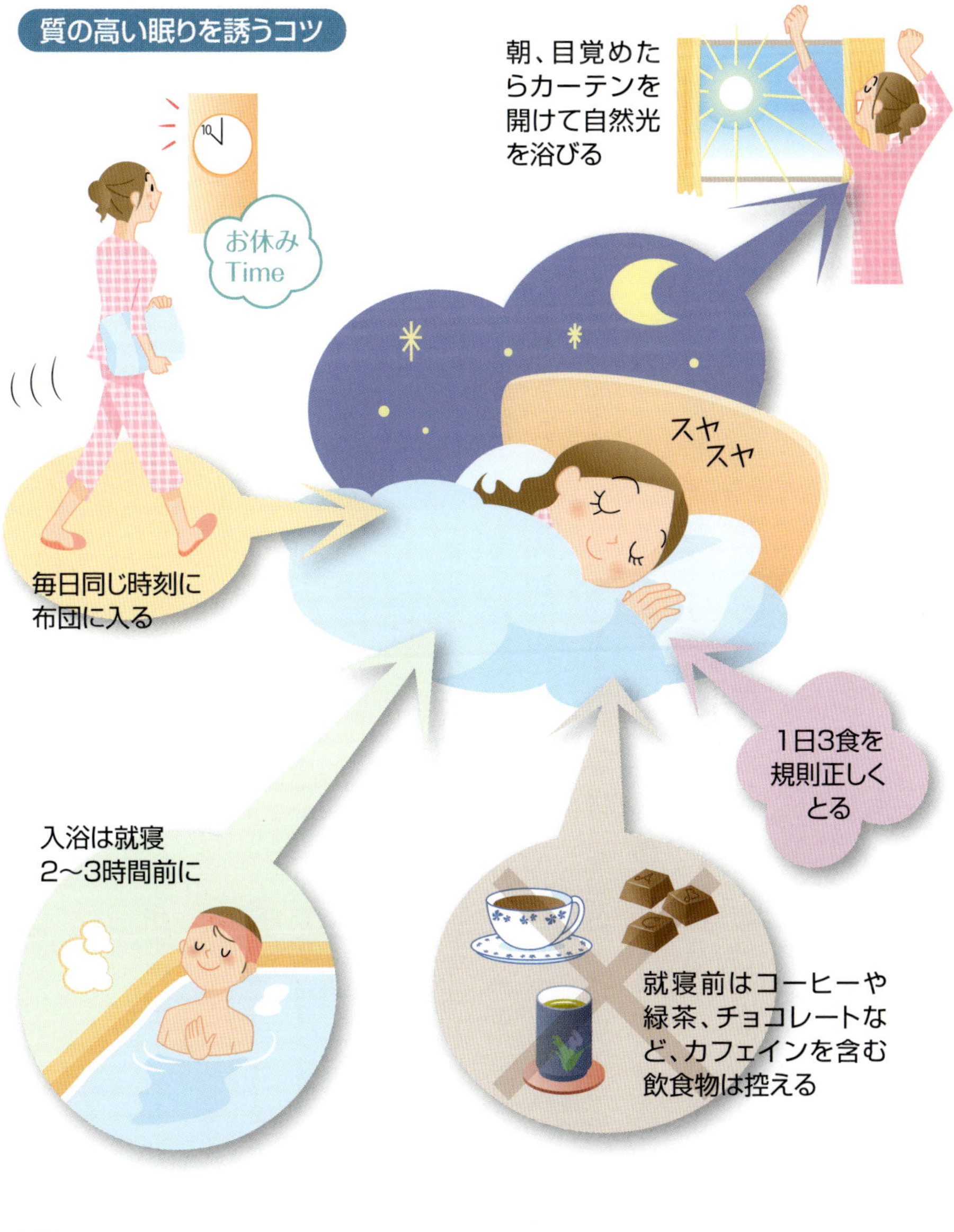
朝、目覚めたらカーテンを開けて自然光を浴びる
お休みTime
10
スヤスヤ
毎日同じ時刻に布団に入る
1日3食を規則正しくとる
入浴は就寝2〜3時間前に
就寝前はコーヒーや緑茶、チョコレートなど、カフェインを含む飲食物は控える

一人で悩まず、相談する

一人で悩んでいても問題は解決しない

人間関係はときにトラブルを生じ、大きなストレス要因になることがある一方で、心の健康維持に、人とのコミュニケーションは不可欠なものでもあります。悩みやストレスは自分の頭の中だけでぐるぐる考えていると、とてつもなく大きな問題にふくれ上がることがあります。不安をやわらげ、問題を解決するためには、人に悩みを伝えることも大事です。

悩みを言葉にして表に出すことで、偏った思考パターンに自ら気づくこともあるでしょうし、誰かの助言によって、「そんな考え方もあったのか」と納得できることもあるかもしれません。

抑うつ症状が強いときは、「そんなことないよ」「思い過ごしだよ」などと自分の考えを否定されると、たとえそれが正論であっても、「誰も理解してくれない」と余計に落ち込み、症状が悪化してしまうことがあります。しかし、回復期を過ぎて、少し柔軟に考えられるようになってきたら、積極的にコミュニケーションを図ることも大切です。悩みを打ち明けることや、誰かの助けを借りることは、決して恥ずかしいことではありません。

相談する相手は、家族や友人はもちろん、職場の上司や同僚、主治医や産業医などでもかまいません。皆があなたの回復を願っていることでしょう。

とくに復職するときは、職場にある程度のことを話しておかないと、勤務時間や仕事内容などの面で、職場のサポートを得るときに支障が出ることがあります。うつ病は他人に言えない病気ではありませんし、知られて恥ずかしい病気でもありませんが、直属の上司などと「どのような内容を、どの人にまで伝えてもらうか」を相談しておくことが大切です。

悩みは一人で抱えこまないで相談する

不安をやわらげ問題を解決するには「人に悩みを伝える」ことも大事

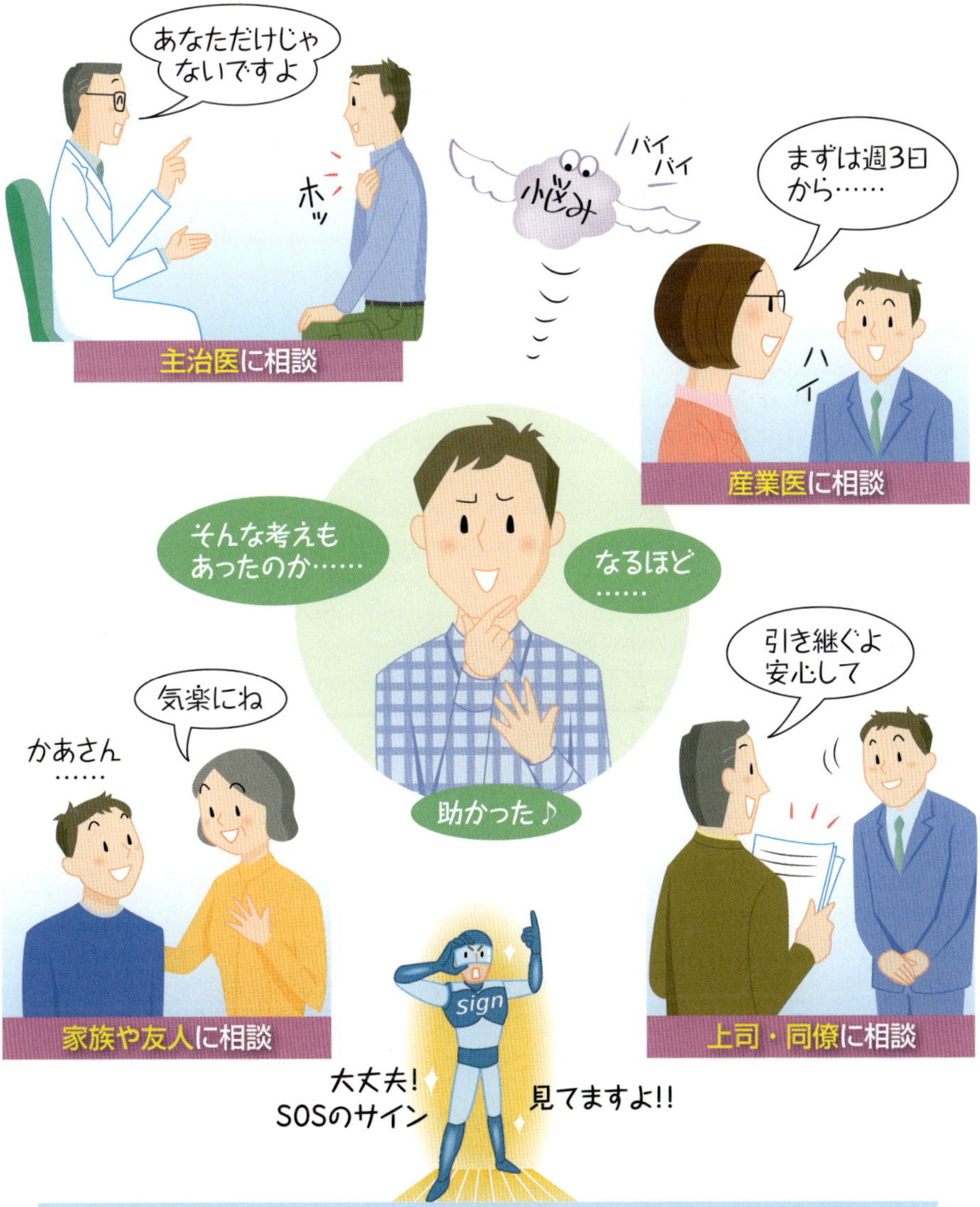
あなただけじゃ
ないですよ
ホッ
主治医に相談
悩み
バイ
バイ
まずは週3日
から……
ハイ
産業医に相談
そんな考えも
あったのか……
なるほど
……
助かった♪
気楽にね
かあさん
……
家族や友人に相談
引き継ぐよ
安心して
上司・同僚に相談
sign
大丈夫!
SOSのサイン
見てますよ!!

一人で悩まないで、あなたを支えてくれる人はたくさんいます

人間関係は良好に、明るい毎日を

生きがいのある人生を送ろう

最後に、より良い人生を送るために必要なものについてお話ししましょう。

まず1つは、「良好な人間関係」です。人間関係には夫婦や親子、職場では上司、部下、同僚との関係、友人や隣人との関係など、さまざまなかたちがありますが、共通して言えるのは、関係を円満にするのも悪化させるのも、コミュニケーションがすべてだということです。人はそれぞれ生まれ育った環境も違えば、現在の生活環境、価値観や人生観もさまざまです。当然、意見や考え方が食い違うことも出てくるでしょう。自分の意見を一方的に主張して、相手を完全否定してしまうと、コミュニケーションが成り立たず、人間関係もぎくしゃくしてしまいます。「自分と人とは違う」ということを認めて、うまく聞き流したり、ときには妥協したりしながら、コミュニケーションを円滑に図り、良好な人間関係を築いていってください。

もう1つ、人生において大切なのは、「生きがい」を持つことです。生きがいといっても、難しく考える必要はありません。生きがいとは、生きるはりあいや喜びのことです。つまり、「生きてて良かった！」と思える瞬間があれば、何でもよいのです。そのためには、自分が楽しいと思えることをみつけることです。「カラオケの採点ゲームで100点をとった！うれしい！」と感じたり、好きなものを食べて「美味しい!!」と思えることが大事なのです。

日々の生活のなかで、悩みや問題にばかり目を向けているのはよくありません。時には問題から意識をそらして、心を解放してあげましょう。そして、バランスのとれた充実した日々を送ってください。

参考文献

- **図解 やさしくわかる うつ病の症状と治療**（ナツメ社）
  【監修】野村 総一郎

- **入門 うつ病のことがよくわかる本**（講談社）
  【監修】野村 総一郎

- **スーパー図解 うつ病―見ればわかる 心を元気にする知識と方法**（法研）
  【監修】野村 総一郎

- **うつ病の事典 うつ病と双極性障害がわかる本**（日本評論社）
  【編著】樋口 輝彦・野村 総一郎・加藤 忠史

- **うつ病の人の職場復帰を成功させる本 支援のしくみ「リワーク・プログラム」活用術**（講談社）
  【監修】秋山 剛／うつ病リワーク研究会

- **患者さんに説明できる うつ病治療**（じほう）
  【著】稲田 泰之

- **そこが知りたい！脳と心の仕組み**（かんき出版）
  【監修】永田 和哉　【著】小野瀬 健人

- **NHK スペシャル ここまで来た！うつ病治療**（宝島社）
  NHK 取材班

- **治す！うつ病、最新治療―薬づけからの脱却**（リーダーズノート）
  【編著】リーダーズノート編集部

- **DSM－5 精神疾患の診断・統計マニュアル**（医学書院）
  【監訳】髙橋 三郎・大野 裕

【た行】

【な行】

【は行】

【ま行】

【や行】

【ら行】

索引

■監修
野村 総一郎（のむら・そういちろう）
一般社団法人日本うつ病センター・六番町メンタルクリニック名誉院長。1974年慶應義塾大学医学部卒業。藤田学園保健衛生大学助手を経て、米国・テキサス大学、メイヨ医科大学精神医学教室留学。藤田学園保健衛生大学精神科助教授、立川病院神経科部長を経て、97年より防衛医科大学校精神科教授、2012年より防衛医科大学校病院・病院長、2015年より現職。著書多数、学会活動も積極的に行っており、日本のうつ病治療における第一人者の一人。

ウルトラ図解 うつ病

平成27年6月29日　第1刷発行
令和元年11月15日　第2刷発行

監 修 者　野村総一郎
発 行 者　東島俊一
発 行 所　株式会社 法 研
〒104-8104　東京都中央区銀座 1-10-1
販売 03(3562)7671 ／編集 03(3562)7674
http://www.sociohealth.co.jp

印刷・製本　研友社印刷株式会社

0102

SOCIO HEALTH
小社は㈱法研を核に「SOCIO HEALTH GROUP」を構成し、相互のネットワークにより、〝社会保障及び健康に関する情報の社会的価値創造〟を事業領域としています。その一環としての小社の出版事業にご注目ください。

ISBN 978-4-86513-166-6 C0377　定価はカバーに表示してあります。

乱丁本・落丁本は小社出版事業課あてにお送りください。

送料小社負担にてお取り替えいたします。